Fadynha

Diário da Gestante

O dia a dia da concepção ao parto

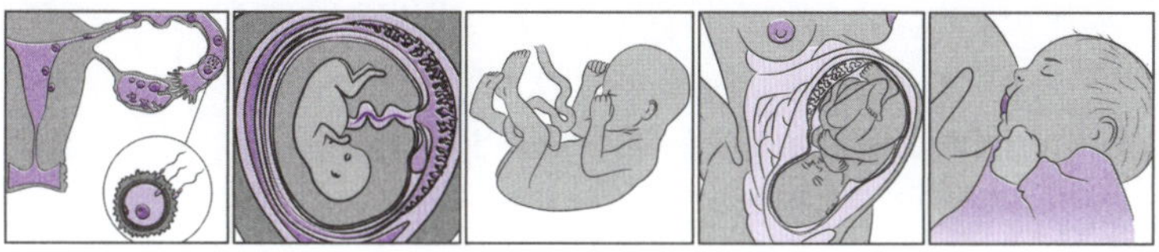

novo século®

São Paulo 2010

PRODUÇÃO EDITORIAL	Equipe Novo Século
PREPARAÇÃO DE TEXTO	Ana Lúcia Prôa
REVISÃO	Ana Cristina Teixeira Salete Milanesi
REVISÃO TÉCNICA	Laura Uplinger, psicóloga pré e perinatal; Maria Martha Duque de Moura, pediatra, neonatologista e homeopata; Stella Marina Pinto Ferreira, ginecologista, obstetra e homeopata.
PROJETO GRÁFICO E ILUSTRAÇÕES	Konsept design & projetos
CAPA	Rodolfo Rezende

Dados Internacionais de Catalogação na Publicação (CIP)
(Câmara Brasileira do Livro, SP, Brasil)

Fadynha
Diário da gestante : o dia a dia da gestação ao parto / Fadynha. -- Osasco, SP : Novo Século Editora, 2010.

1. Bebês - Desenvolvimento 2. Diários
3. Gestantes 4. Gravidez - Obras de divulgação
5. Pais e filhos I. Título

09–02647 CDD–649.10242

Índice para catálogo sistemático:
1.Bebês e gestantes : Vida Familiar 649.10242

2010
IMPRESSO NO BRASIL
PRINTED IN BRAZIL

Rua Aurora Soares Barbosa, 405 – 2º andar
CEP 06023-010 – Osasco – SP
Tel. (11) 3699-7107 – Fax (11) 3699-7323
www.novoseculo.com.br
atendimento@novoseculo.com.br

Este diário pertence a ______________________________,
Esposa de ______________________________,
Pais de ______________________________
(preencha com o nome de seu filho quando você escolher o nome dele)

Dados da mãe:
Endereço ______________________________
Telefones ______________________________
Tipo sanguíneo ________ Fator RH ________ Hipertensa ☐ Diabética ☐
Idade ______________
Data da Última Menstruação (DUM)______________________________
Data Provável do Parto (DPP)______________________________
Plano de saúde______________________________
Obstetra ______________ Tels.: ______________
Maternidade em que pretende ter o bebê ______________________________
Parteira ______________ Tels.: ______________
Enfermeira obstétrica ______________ Tels.: ______________
Doula ______________ Tels: ______________
Telefones de dois familiares ou amigos ______________________________

Se você já tem outros filhos:
Quantos? ______________________________
Como se chama(m) e qual(is) sua(s) idade(s)? ______________________________

Como foi (foram) o(s) parto(s)? ______________________________

Amamentou por quanto tempo? ______________________________

Atenção: As dicas deste diário não substituem os cuidados do acompanhamento pré-natal com o obstetra, a enfermeira-obstetra ou a parteira tradicional, que são personalizados e presenciais, uma vez que cada gestante e cada bebê apresentam particularidades próprias.

Mulher: ventre do Ser

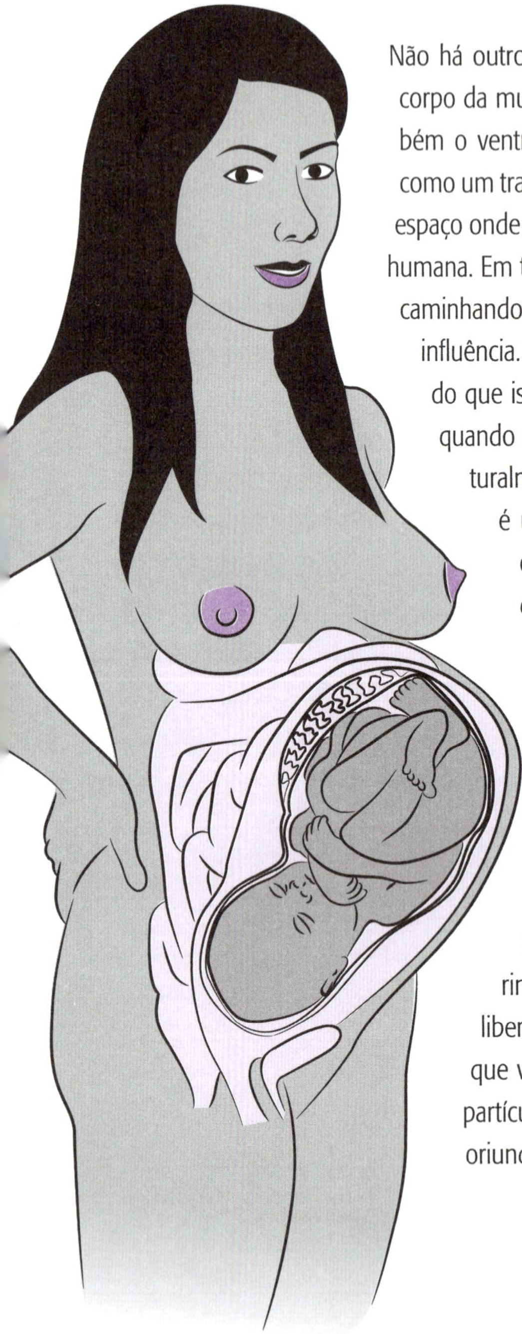

Não há outro caminho de entrada no mundo que não seja pelo corpo da mulher. A mulher é o portal para o universo. Ela é também o ventre do Ser. Cada pessoa no mundo começou a vida como um traço minúsculo nas profundezas da mãe cujo ventre é o espaço onde esse traço se expande e se abre para assumir a forma humana. Em termos de futura identidade e destino de uma pessoa caminhando pelo mundo, este é o tempo de máxima formação e influência. No encontro humano, nada chega a ser mais próximo do que isso: nunca dois seres poderão estar mais perto como quando um está se formando nas profundezas do outro. Naturalmente, a relação é imensamente desequilibrada: um é uma pessoa completa, o outro é minúsculo, apenas começando sua jornada rumo à identidade, absorvendo vida da mãe. Porém, na noite do corpo materno, cada um está desesperadamente aberto ao outro. Homem nenhum chega mais perto de uma mulher. Mulher nenhuma chega mais perto de outra mulher. Esse intricado nutrir e desabrochar de identidade se dá debaixo da luz no subconsciente físico de seu corpo. A mãe não vê nada. A jornada é inteiramente às escuras. É a mais longa jornada humana do invisível ao visível. De cada via interna, o labirinto de seu corpo aporta um fluxo de vida para formar e liberar esse peregrino interno. Imagine os incríveis eventos que vão chegando para formar o embrião: de como cada partícula de crescimento equivale à formação de um mundo oriundo de fragmentos.

J. O'Donohue

Como usar o seu diário

Querida gestante,

Este diário é uma importante ferramenta que contribuirá para você viver sua gravidez em plenitude. Nele você irá anotar a cada dia – de maneira bastante personalizada – tudo o que ocorrer ao longo dos nove meses de gestação. E mesmo que só a tenha adquirido semanas depois de ter descoberto que está esperando um bebê, volte aos dias iniciais e procure registrar os momentos mais emocionantes que tem vivido nesta nova etapa de sua vida.

Dia a dia, você terá informações sobre o que estará acontecendo na fase de gestação em que se encontra e, também, as transformações mais importantes que seu filho estará passando em seu ventre. Como cada pessoa é uma individualidade, as datas são aproximadas. Por exemplo, se no 36º dia, seu diário informar que você começará a sentir enjoos, pode ser que isto não vá ocorrer exatamente nesta data, mas, certamente, as chances de acontecer em torno do dia mencionado são muito altas.

O importante é que, ao ficar informada sobre tudo o que normalmente pode fazer parte das 42 semanas de gestação*, você não se assustará diante de certas alterações em seu corpo físico e emocional e saberá lidar perfeitamente com as transformações pelas quais irá passar. Para ajudá-la, seu diário virá repleto de dicas simples, desde o que fazer para evitar ou diminuir enjoos até as melhores atitudes para ter um parto feliz**.

Você também encontrará espaços para fazer suas próprias anotações. Diariamente, terá linhas disponíveis para escrever o que quiser e três questões para responder:

Sua saúde física – Anote tudo o que estiver acontecendo com a parte física de sua gravidez, como, por exemplo, se está sentindo algum desconforto, se fez algum exame ou, simplesmente, se está se sentindo ótima.

Suas emoções – Escreva o que se passa no seu íntimo em relação à sua gestação. Por exemplo: "Hoje estou muito feliz porque senti meu bebê mexendo" ou "Hoje estou ansiosa porque ainda falta um mês para meu filho nascer e eu já queria tê-lo em meus braços".

Algo especial para contar? – Aqui você pode relatar qualquer fato marcante que tenha acontecido, não necessariamente relacionado à sua gravidez. Exemplos: "Hoje recebi um aumento de salário!", "Hoje fui a uma festa e dancei muito, mesmo já estando com um barrigão" ou "Hoje assisti a uma palestra incrível sobre comunicação com o bebê".

A cada quatro semanas, você encontrará perguntas a respeito do seu pré-natal. E, ao final do diário, terá uma tabela completa para registrar as medidas verificadas por seu obstetra em cada consulta, relacionadas a você própria e ao desenvolvimento de seu bebê. Ao longo do diário, sem periodicidade certa, terá espaços para registrar acontecimentos típicos de determinadas fases, como, por exemplo, "Qual foi a reação da sua família quando você contou que estava grávida?" e "O que sentiu ao descobrir o sexo de seu bebê? Era o que você esperava ou preferia não saber?".

---

* A contagem da gestação utilizada nesta agenda não é feita por meses, e sim por semanas. E, seguindo os moldes da grande maioria dos obstetras no Brasil e no mundo, o cálculo é feito a partir da Data da Última Menstruação (DUM), que considera que a gestação tem 280 dias (equivalendo a 40 semanas), podendo ser acrescida de mais 14 dias (chegando ao limite de 42 semanas).

** Mas nada substitui o acompanhamento de seu obstetra.

Agora, você deve estar se perguntando: "Mas para que tantas anotações?". Por vários motivos:

- Este diário demonstra o seu interesse em relação à sua gravidez e ao seu bebê. Ele gostará de saber disso no futuro.
- Você estará construindo uma ótima referência sobre este momento extraordinário que está vivendo. Assim, sempre que tiver saudades desta fase de sua vida, poderá voltar ao seu diário para recordar como foi sua gravidez.
- Cada anotação que fizer e todo o conteúdo apresentado irão ajudá-la a se conhecer melhor.
- Cada vez que você pegar seu diário para ler os acontecimentos do dia e escrever suas sensações, estará se sintonizando com seu bebê.
- Alguns detalhes que você escrever poderão ser importantes para serem usados em sua próxima visita ao obstetra.
- Quando seu filho crescer, você poderá lhe mostrar este diário e ele, certamente, vai achar muito interessante saber como foi gestado.
- Entrar em contato com estas informações ajudará seu filho em seu próprio autoconhecimento. Isso porque tudo o que acontece durante a gravidez fica marcado na "história" do ser em formação e traz reflexos em sua vida.
- Se, no futuro, você vier a engravidar novamente, poderá reler o que anotou em seu diário e revisar se viveu alguma situação desconfortável e o que fez para vencê-la e, a partir dessa reflexão, mudar atitudes e melhorar sua vida e a do seu bebê. Mas, numa próxima gestação, inicie um novo diário. Afinal, cada filho é um filho único!

E então, mamãe, canetas a postos! Escreva sobre a maravilha que está acontecendo em sua vida. Não se esqueça de um detalhe sequer! Leia bastante todas as informações a seguir e coloque as dicas em prática. E atenção: antes mesmo de começar a usar seu diário, pegue um calendário e preencha de forma reversa (da data provável do parto – Dia 280 – até o início da gravidez): dia, mês e ano e fases da Lua. Isso facilitará seu manuseio.

Desejo, de coração, que você viva o milagre da vida da maneira mais sublime possível!

Ótima gestação! Boa hora!
Fadynha

Atenção

Todos os passos que trilhamos neste diário estão em consonância com as recomendações da Organização Mundial da Saúde (OMS), do Ministério da Saúde (MS), da Agência Nacional de Saúde (ANS) e da Rede pela Humanização do Parto e Nascimento (ReHuNa), que são órgãos comprometidos com a humanização do parto e do nascimento.

A preconcepção

Ter um filho deve ser mais do que um sonho do casal. Precisa ser encarado como um projeto! E, como todo projeto, requer planejamento; é necessário que você e seu companheiro tracem os passos para alcançar uma concepção perfeita, uma gravidez tranquila e um parto saudável e feliz.

Os primeiros passos deste tão importante projeto, que é o milagre de gerar um novo ser, devem começar bem antes da concepção. Quando você e seu companheiro conversarem a respeito da possibilidade de virem a ter um filho, a partir daí essa criança já existe dentro da mente e do coração de vocês. Terá início, então, a fase da preconcepção. Quando ela começa exatamente? Vai depender de cada casal – pode levar dois anos, um ano, um mês. Mas assim que vocês decidirem ter um bebê, passem a ler mais sobre o assunto e a conversar com amigos que já são pais. Já estão colocando em prática o primeiro passo do "projeto gravidez": buscar informação sobre tudo o que envolve ter um filho.

Há muitas atitudes que vocês, futuros papais, precisarão tomar:

- Aconselho que façam um *ckeck-up*. Você deve ir ao ginecologista e informar seu desejo de ser mãe. Ele pedirá um exame de sangue completo e fará o exame preventivo. Se for preciso fazer algum tratamento, o melhor momento será agora, antes de engravidar. E, três meses antes de engravidar, é recomendável tomar ácido fólico. Seu companheiro também precisa ir a um clínico geral para fazer um *check-up* completo. Se houver algum problema com a saúde dele, poderá tratá-la logo e estar com o organismo limpo para o momento da concepção.

- Diminuam o consumo de tudo o que é nocivo (ou, se possível, parem de vez): drogas, álcool, cigarro, uso de certos medicamentos e excesso de cafeína, ou seja, tudo o que é contraindicado durante a gravidez. Em geral, as mulheres só param quando já sabem que estão grávidas. Mas é importante lembrar que as primeiras semanas de gestação são as mais importantes para o desenvolvimento do bebê. Por isso, o ideal seria que os casais que estão tentando engravidar já estivessem livres dessas substâncias nocivas durante a concepção e nas duas a três primeiras semanas da vida intrauterina – quando não têm certeza se a gravidez se concretizou ou não.

- Melhorem a alimentação. Um organismo limpo de alimentos pesados (como vegetais com agrotóxicos, frituras, enlatados, refeições industrializadas e lanches em *fast-food*) é um excelente começo para uma concepção e gestação saudáveis. Você e seu companheiro devem adotar uma alimentação fresca e a mais natural possível – não apenas por suas propriedades, mas pela energia vital desses alimentos, a qual vocês irão absorver. É como se fossem fazer uma faxina na *casa* para ela hospedar o bebê nos próximos nove meses. O consumo de inhame, por exemplo, é ótimo para realizar essa limpeza física. O ideal é procurar um nutricionista para receber orientações a respeito da melhor alimentação nessa fase de pré e pós-concepção.

- A futura mamãe deve praticar exercícios físicos regulares, mas sem exageros. Um corpo bem preparado fisicamente mantém os hormônios sempre ativos, favorecendo a concepção. Porém, o excesso de exercícios pode ter efeito contrário. Além disso, se, ao engravidar, você estiver com um bom preparo físico, será mais fácil manter a forma ao longo dos nove meses e se sentir melhor diante dos desconfortos da gravidez, se os tiver.

- Gestantes precisam evitar exames de raios X, medicamentos fortes e receber anestesia. Por isso, faça todos os tratamentos necessários antes de engravidar, sobretudo os dentários. É fundamental cuidar dos dentes antes da gravidez: se precisar, por exemplo, de um tratamento de canal, terá que fazer radiografia e tomar anestesia, o que pode colocar em risco a saúde do bebê.

- Comecem a pensar desde já em quem será o profissional da saúde que irão procurar quando a gravidez se concretizar. Informem-se a respeito de bons profissionais que realizem o tipo de parto que desejam. Isso é importante para que, depois, não seja necessário ficar trocando de médico em busca daquele que vá atender às expectativas de vocês. Portanto, menos estresse.

- Pensem num aspecto prático e econômico que muita gente esquece: o plano de saúde. Se a futura mamãe ainda não tem um, faça logo e fique atenta aos períodos de carência em relação ao parto (em geral, é de dez meses). Assim, se você engravidar e só depois aderir a um plano, este cobrirá apenas as consultas e alguns exames (os mais complexos também terão seu tempo de carência). Então, antes de aderir ao plano de saúde, consulte um corretor sobre o tema "gravidez e parto" para ficar ciente de todos os seus direitos. No momento da contratação do plano, leve em conta a rede de maternidades credenciada e, se já escolheu um obstetra ou uma parteira, veja quais planos eles aceitam e opte por um deles.

- Outro aspecto prático a ser pensado: a necessidade de fazer obras em casa para o quarto do bebê ou mesmo de vocês mudarem para uma casa maior. Seja qual for o caso, façam antes da gravidez! Uma obra em casa gera poeira, barulho, cheiro de tinta, estresse emocional... fatores que podem afetar a saúde da mamãe e do bebê. E fazer mudança requer excesso de esforço físico, o que não é aconselhável para a gestante.

- Façam exercícios de mentalização criativa. Formem, na mente de vocês, a imagem de que a concepção ocorrerá maravilhosamente bem e que o bebê se desenvolverá com toda a saúde, nascendo por meio de um parto maravilhoso.

Se você comprou esta agenda antes mesmo de engravidar, certamente lerá estes passos e os seguirá sem problemas. Mas, se já está grávida, não se culpe nem fique com medo de ter colocado seu bebê em risco. O importante é como irá agir daqui em diante. Acompanhe as dicas a cada dia da gestação e vá fazendo o melhor que estiver ao seu alcance para viver sua gravidez em harmonia. O principal você já tem: um filho crescendo em seu ventre e o amor de mãe, que irá crescer juntamente de sua barriga.

SEMANA 1

Dia 1

DATA 18 / 09 / 14 **LUA** ☐ **Cheia** ☐ **Minguante** ☐ **Nova** ☐ **Crescente**

Hoje é o primeiro dia de sua menstruação antes de você, de fato, engravidar. Mas, para a medicina, a partir de agora começa a contagem da sua gestação. Isso porque é muito difícil saber o momento exato da fecundação. Então, o obstetra calcula a Data Provável do Parto (DPP) baseado no primeiro dia do seu Último Ciclo Menstrual (DUM), ou seja, agora você começa a contar a sua idade gestacional. O seu bebê, na verdade, terá sempre cerca de duas semanas a menos do que sua idade gestacional.

Sua saúde física

Suas emoções

Algo especial para contar?

Comentários:

Dica: Informe a todos à sua volta sempre umas três semanas a mais. Isso evitará ansiedades e cobranças no final. É uma "mentirinha saudável".

A gestante é artista da imaginação e a criança em seu ventre é a tela na qual ela pinta seus quadros.
Paracelsus, século XVI

Entenda o cálculo da Data Provável do Parto (DPP)

Acostume-se a ouvir a maioria das pessoas lhe perguntando: "Com quantos meses você está?". Pouca gente sabe que a contagem da gestação não é feita em meses, mas sim em semanas, porque desta forma se chega a uma data mais precisa para estimar o nascimento do bebê. Este método foi criado, na primeira metade do século XIX, pelo obstetra alemão Franz Karl Naegele (1778-1851) e até hoje a chamada "fórmula (ou regra) de Naegele" é utilizada pelos médicos do mundo todo para definir a Data Provável do Parto (DPP).

A fórmula é bem simples:

Data da Última Menstruação (DUM) + 1 ano – 3 meses + 7 dias = DPP

Por exemplo:

DUM = 5 de maio de 2007

5 de maio de 2007 + 1 ano = 5 de maio de 2008

– 3 meses = 5 de fevereiro de 2008

+ 7 dias = 12 de fevereiro de 2008

ou seja, a **DPP** = 12 de fevereiro de 2008.

Agora, complete com a data da sua última menstruação e faça o cálculo você mesma:

DUM = ____________________

DPP = ____________________

Dia 2

DATA 19 / ______ / ______ LUA ☐ **Cheia** ☐ **Minguante** ☐ **Nova** ☐ **Crescente**

Se você está planejando engravidar, pode tomar atitudes que vão ajudar a aumentar sua fertilidade. Alimentar-se equilibradamente é uma delas. Assim, fará com que seu corpo responda bem a todas suas funções, inclusive a ovulação. Se você está acostumada a comer regularmente arroz, feijão, carne e batata – cardápio favorito dos brasileiros –, saiba que esta não é uma refeição equilibrada! Inclua legumes, verduras e frutas no seu dia a dia.

Sua saúde física ____________________

Suas emoções ____________________

Algo especial para contar? ____________________

Dia 3

DATA 20 / ______ / ______ LUA ☐ **Cheia** ☐ **Minguante** ☐ **Nova** ☐ **Crescente**

Evite alimentos tidos como "poluentes", como aqueles acrescidos de hormônios e agrotóxicos. Quem está tentando engravidar deve, sempre, optar pela alimentação a mais natural e fresca possível. O melhor seria procurar um nutricionista, para lhe orientar sobre os alimentos funcionais mais indicados à fertilidade.

Sua saúde física

Suas emoções

Algo especial para contar?

Dia 4

DATA 21 / ______ / ______ LUA ☐ **Cheia** ☐ **Minguante** ☐ **Nova** ☐ **Crescente**

Existem plantas medicinais que podem favorecer a sua ovulação. Procure um fitoterapeuta e se informe sobre qual a melhor opção para você.

Sua saúde física

Suas emoções

Algo especial para contar?

Dia 5

DATA 22 / ______ / ______ **LUA** ☐ **Cheia** ☐ **Minguante** ☐ **Nova** ☐ **Crescente**

Acupuntura e homeopatia são outros recursos naturais que contribuem para a sua fertilidade. Marque uma consulta com esses profissionais, se quiser uma ajudinha a mais para engravidar.

Sua saúde física

Suas emoções

Algo especial para contar?

Dia 6

DATA 23 / ______ / ______ **LUA** ☐ **Cheia** ☐ **Minguante** ☐ **Nova** ☐ **Crescente**

Algumas posturas de *yoga* também podem estimular a ovulação, porque atuam nas funções hormonais e nos centros energéticos do corpo. Que tal, então, começar esta prática desde já? *Yoga* é um dos poucos exercícios permitidos à mulher desde o início da gravidez.

Sua saúde física

Suas emoções

Algo especial para contar?

Dia 7

DATA 24 / ____ / ____ **LUA** ☐ **Cheia** ☐ **Minguante** ☐ **Nova** ☐ **Crescente**

É hora de desacelerar! Se você vinha fazendo exercícios de muita intensidade, procure diminuir o ritmo. Quem está querendo ter um filho precisa buscar o seu equilíbrio físico de maneira harmoniosa, por dois motivos: exercícios muito pesados comprometem a ovulação, não permitindo que você engravide, e, se você tiver conseguido engravidar, atividades físicas de alto impacto podem levar ao aborto espontâneo.

Sua saúde física

Suas emoções

Algo especial para contar?

Anotações

SEMANA 2

Dia 8

DATA 25 / ______ / ______ **LUA** ☐ **Cheia** ☐ **Minguante** ☐ **Nova** ☐ **Crescente**

É hora de começar a observar bem o seu corpo para entender os sinais que ele lhe dará. Isso porque, quando estiver entrando no período fértil, seu organismo apresentará algumas mudanças sutis. Assim, ao ficar atenta desde já de como anda seu corpo, conseguirá perceber o momento em que as mudanças acontecerão.

____

____

Sua saúde física ______________________________

____

____

Suas emoções _________________________________

____

____

Algo especial para contar? ______________________

____

____

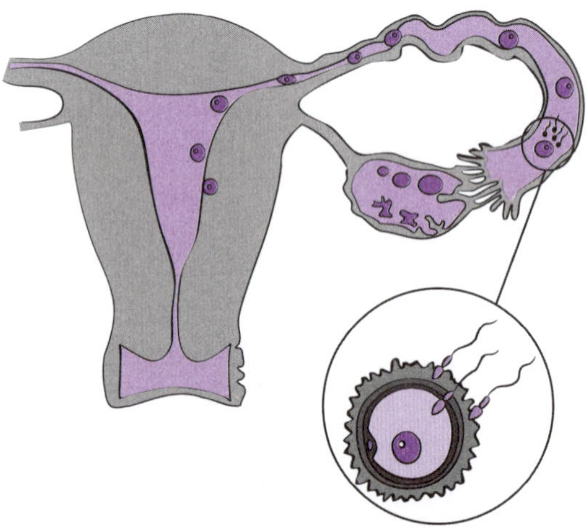

Ovulação: os caminhos dos espermatozoides para fecundar o óvulo

Dia 9

DATA 26 / ______ / ______ **LUA** ☐ **Cheia** ☐ **Minguante** ☐ **Nova** ☐ **Crescente**

Durante o seu período fértil, ocorre a ovulação: o óvulo amadurece dentro do ovário e segue para as trompas, à espera de um espermatozoide para fecundá-lo. Dependendo do ciclo menstrual de cada mulher, isto costuma acontecer cerca de dez dias após o fim da menstruação. Se o seu ciclo é regular (a menstruação ocorre de 28 a 30 dias), para calcular o seu período fértil basta contar 14 dias a partir da data do início de seu último ciclo menstrual. Você estará ovulando entre dois dias antes e dois dias depois dessa data.

Sua saúde física

Suas emoções

Algo especial para contar?

Dia 10

DATA 27 / ______ / ______ **LUA** ☐ **Cheia** ☐ **Minguante** ☐ **Nova** ☐ **Crescente**

Se o seu ciclo é irregular, o melhor é você se basear nos sinais de seu corpo. Um deles é o aparecimento do muco cervical. Próximo ao período fértil, você poderá observar em sua calcinha a presença de uma secreção inicialmente opaca e pegajosa que, pouco a pouco, fica mais clara e elástica, semelhante a clara de ovo. Faça um teste: pegue um pouco deste muco com os dedos polegar e indicador e vá afastando os dedos lentamente. Se o muco se mostrar bem elástico, distendendo-se sem arrebentar, pode ter certeza: você está fértil.

Sua saúde física

Suas emoções

Algo especial para contar?

Dia 11

DATA 28 / ______ / ______ **LUA** ☐ **Cheia** ☐ **Minguante** ☐ **Nova** ☐ **Crescente**

Observar a alteração de sua temperatura também dá pistas sobre seu período fértil. Logo após a ovulação, a temperatura basal da mulher aumenta entre 0,3 a 0,8ºC. Então, todos os dias pela manhã, antes de se levantar, coloque sempre o mesmo termômetro na boca (e não nas axilas!), de três a cinco minutos. Vá anotando, dia após dia, a temperatura. E fique de olho em seu aumento. O ideal é fazer isso durante alguns meses, para chegar ao padrão de seu organismo e descobrir a data provável da ovulação.

Sua saúde física

Suas emoções

Algo especial para contar?

Comentários

Saiba que...

No período fértil da mulher, o espermatozoide pode viver até, no máximo, 72 horas dentro do corpo feminino. E o período de fertilidade do óvulo é de 24 a 48 horas após a ovulação. Assim, você pode engravidar tendo relação sexual entre três a quatro dias antes e dois a três dias após a ovulação. Este é o chamado período de alta probabilidade de fecundação.

Os filhos são para as mães as âncoras da sua vida.
Sófocles

Dia 12

DATA 29 / ______ / ______ **LUA** ☐ **Cheia** ☐ **Minguante** ☐ **Nova** ☐ **Crescente**

Também existem métodos modernos para se descobrir o período fértil, como exames caseiros (vendidos em farmácia), que detectam na urina a presença do Hormônio Luteinizante (LH), essencial para o desenvolvimento do óvulo. Há, ainda, exames de ultrassom que indicam o momento de sua ovulação. No entanto, estes recursos são mais indicados para mulheres com dificuldade real para engravidar e que estão sob acompanhamento médico. Normalmente, a natureza irá se encarregar para que a concepção de seu filho ocorra de maneira perfeita. Fique tranquila, sem ansiedades!

Sua saúde física ______

Suas emoções ______

Algo especial para contar? ______

Dia 13

DATA 30 / ______ / ______ **LUA** ☐ **Cheia** ☐ **Minguante** ☐ **Nova** ☐ **Crescente**

Seu corpo começa a se preparar para receber um novo óvulo que poderá ser fecundado. O endométrio, camada mais interna do útero, se prolifera para receber o ovo (óvulo fecundado) e o muco cervical torna-se menos consistente, facilitando a passagem dos espermatozoides.

Sua saúde física ______

Suas emoções ______

Algo especial para contar? ______

Dia 14

DATA 31 / 10 / ______ **LUA** ☐ **Cheia** ☐ **Minguante** ☐ **Nova** ☐ **Crescente**

Você está sentindo mais vontade de fazer amor? Normal... Mulheres no período fértil ficam mais atraentes e, instintivamente, saem à procura do parceiro... Afinal, é hoje que seu ovário está liberando o óvulo que vai migrar até a trompa, colocando-se a postos para a chegada do espermatozoide. Talvez sua temperatura se eleve 1°C (e não é porque você está mais "quente"! É, na verdade, uma característica física...).

Sua saúde física

Suas emoções

Algo especial para contar?

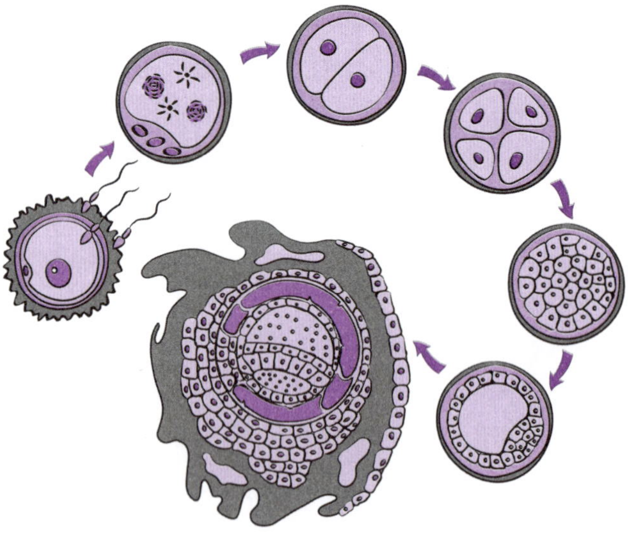

A divisão dos óvulos fecundados

SEMANA 3

Dia 15

DATA 02 / _____ / _____ **LUA** ☐ **Cheia** ☐ **Minguante** ☐ **Nova** ☐ **Crescente**

Pronto! Aconteceu a concepção! E a criança que começa a se desenvolver em seu ventre já é uma vitoriosa. Após dez horas de uma maratona disputada num fluxo possante, em meio a trezentos milhões de outros participantes, o espermatozoide escolhido penetra o único óvulo que você produz a cada mês, o qual, se não tivesse sido fecundado, morreria em 24 horas... O prêmio desta corrida é a formação da primeira célula de seu filho, reunindo os seus cromossomos com os de seu companheiro. Vinte horas após, começa a multiplicação das células.

Sua saúde física

Suas emoções

Algo especial para contar?

Comentários:

É durante o desenvolvimento fetal que começa a organização da nossa personalidade.
Marcy Axnes, Ph.D.

Responda...

Você conseguiu perceber o dia em que ocorreu a concepção de seu filho? O que sentiu? E seu companheiro, notou algo diferente no momento em que o bebê foi gerado?

Dia 16

DATA 03 / ____ / ____ **LUA** ☐ **Cheia** ☐ **Minguante** ☐ **Nova** ☐ **Crescente**

Você, por acaso, sentiu algo diferente de ontem para hoje? Acredite: existem mulheres que sabem exatamente o dia em que engravidam! Como? Intuição pura! No momento da concepção, percebem uma energia diferente no ar – e saiba que até alguns futuros papais sentem o mesmo, quando ele e sua parceira são muito cúmplices.

Sua saúde física

Suas emoções

Algo especial para contar?

Dia 17

DATA 04 / ______ / ______ **LUA** ☐ **Cheia** ☐ **Minguante** ☐ **Nova** ☐ **Crescente**

Se a sua intuição não lhe "informou" nada, nesse momento você não tem a menor noção de que já está grávida. Então, continuará levando sua vida normalmente, fazendo esportes, tomando medicamentos, tingindo os cabelos... Caso tenha comprado este diário antes mesmo de engravidar, porque está planejando ter seu bebê, procure parar as atividades físicas mais ativas e outras medidas que possam atrapalhar o desenvolvimento de seu filho.

Sua saúde física

Suas emoções

Algo especial para contar?

Dia 18

DATA 05 / ______ / ______ **LUA** ☐ **Cheia** ☐ **Minguante** ☐ **Nova** ☐ **Crescente**

A multiplicação das células do bebê faz com que, inicialmente, ele se pareça com uma pequena framboesa (que recebe o nome de "mórula"). Esta penetra a parede uterina em busca de vias sanguíneas e, dentro dela, libera um hormônio chamado HCG. Esse hormônio entra na corrente sanguínea e será o responsável por suspender o ciclo menstrual.

Sua saúde física

Suas emoções

Algo especial para contar?

Dia 19

DATA 06 / ______ / ______ **LUA** ☐ **Cheia** ☐ **Minguante** ☐ **Nova** ☐ **Crescente**

Seu bebê ainda não é maior do que um grão de arroz. Mas ele já vai tomar conta de todos os sistemas que regulam o seu organismo! Vá se acostumando, porque quando ele nascer, nove meses depois, não vai ser diferente... Seu filho pedirá suas atenções por um longo tempo!

Sua saúde física ______

Suas emoções ______

Algo especial para contar? ______

Dia 20

DATA 07 / ______ / ______ **LUA** ☐ **Cheia** ☐ **Minguante** ☐ **Nova** ☐ **Crescente**

Seu filho já apresenta os primeiros sinais da coluna vertebral.

Sua saúde física ______

Suas emoções ______

Algo especial para contar? ______

Dia 21

DATA 08 / ____ / ____ **LUA** ☐ **Cheia** ☐ **Minguante** ☐ **Nova** ☐ **Crescente**

A "bolinha" de células não para de se multiplicar e, agora, vai procurar um local mais adequado para se desenvolver. Ela começa a rolar por dentro da trompa de falópio para chegar até o útero, num trajeto que leva cerca de uma semana para ser concluído. Essa massa de células vai se enraizar na parede uterina (mais especificamente na parede posterior, em direção à sua coluna). Esse processo é chamado de implantação ou nidação.

Sua saúde física ____________________

Suas emoções ____________________

Algo especial para contar? ____________________

Suas medidas

Nas quatro primeiras semanas de gestação, pouco parece mudar no seu corpo. Aproveite, então, para tirar suas medidas. Elas serão sua referência para, após o parto, ir voltando pouco a pouco à forma antes de ser mãe (ou ao máximo possível próximo dela).

Peso: ____________________
Cintura: ____________________
Peito: ____________________
Quadril: ____________________

SEMANA 4

Dia 22

DATA 09 / ______ / ______ **LUA** ☐ **Cheia** ☐ **Minguante** ☐ **Nova** ☐ **Crescente**

Você tem se sentido mais sensível, chorando à toa? As pessoas à sua volta estão comentando que você anda mais bonita, diferente? Pois é... Talvez você ainda nem desconfie que está grávida, mas as alterações hormonais já começaram a provocar mudanças em você.

Sua saúde física

Suas emoções

Algo especial para contar?

Dia 23

DATA 10 / ______ / ______ **LUA** ☐ **Cheia** ☐ **Minguante** ☐ **Nova** ☐ **Crescente**

O coração de seu filho começa a bater!

Sua saúde física

Suas emoções

Algo especial para contar?

Dia 24

DATA 11 / ______ / ______ **LUA** ☐ **Cheia** ☐ **Minguante** ☐ **Nova** ☐ **Crescente**

Agora, há uma saliência crescendo no corpo de seu filho: é o rosto!

Sua saúde física

Suas emoções

Algo especial para contar?

Dia 25

DATA 12 / ______ / ______ **LUA** ☐ **Cheia** ☐ **Minguante** ☐ **Nova** ☐ **Crescente**

O aumento da sua sensibilidade tem um lado muito bom: fará com que você viva um período muito fértil, de muita criação. Aproveite! Use e abuse de sua criatividade em todos os campos de sua vida!

Sua saúde física

Suas emoções

Algo especial para contar?

Dia 26

DATA 13 / ______ / ______ **LUA** ☐ **Cheia** ☐ **Minguante** ☐ **Nova** ☐ **Crescente**

Algumas mulheres, ao ficarem mais sensíveis nesse início da gravidez, podem acabar se sentindo um pouco deprimidas. Isso é muito mais normal do que se imagina, podendo acontecer até mesmo quando a gravidez foi desejada! Se este for o seu caso, enfrente isso procurando fazer coisas de que gosta, fazendo um passeio ao sol, entrando em contato com amigos...

Sua saúde física

Suas emoções

Algo especial para contar?

Dia 27

DATA 14 / ______ / ______ **LUA** ☐ **Cheia** ☐ **Minguante** ☐ **Nova** ☐ **Crescente**

Está sentindo mais vontade de dormir? Não ache que você é uma preguiçosa! É assim mesmo... Trata-se de uma providência da natureza – comprometida com a espécie humana – para que você armazene energia para ajudar no desenvolvimento de seu bebê.

Sua saúde física

Suas emoções

Algo especial para contar?

Dia 28

DATA 15 / ____ / ____ **LUA** ☐ **Cheia** ☐ **Minguante** ☐ **Nova** ☐ **Crescente**

A implantação chega ao fim com êxito! Essa fixação do ovo no útero pode causar um pouco de sangramento. Algumas mulheres acham que se trata do início da menstruação, ficando confusas em relação ao fato de estarem ou não grávidas. Mas isso é mais normal do que se imagina... Se acontecer com você, não se assuste.

Sua saúde física

Suas emoções

Algo especial para contar?

Cole aqui
uma foto sua

Para recordar

SEMANA 5

Dia 29

DATA 16 / ______ / ______ **LUA** ☐ **Cheia** ☐ **Minguante** ☐ **Nova** ☐ **Crescente**

A amálgama de células – agora chamada *embrião* – começa a ganhar suas primeiras formas, apresentando guelras e uma espécie de rabinho. Ainda poderia ser confundida com qualquer embrião de animal, como um pinto ou uma girafa.

Sua saúde física

Suas emoções

Algo especial para contar?

A notícia

Quem foi a primeira pessoa para quem você contou que estava grávida? Como ela reagiu?

Dia 30

DATA 17 / ______ / ______ **LUA** ☐ **Cheia** ☐ **Minguante** ☐ **Nova** ☐ **Crescente**

Está sentindo algo estranho em seus seios? Pois é... Você só irá amamentar daqui a uns nove meses, mas suas mamas começam a se preparar desde agora. Com isso, elas ficam doloridas, sensíveis e maiores. Mas não precisa se preocupar com a dor, porque não há nada de errado com você. É normal! Aproveite os novos contornos de seus seios fartos, um charme a mais!

Sua saúde física

Suas emoções

Algo especial para contar?

Dia 31

DATA 18 / ______ / ______ **LUA** ☐ **Cheia** ☐ **Minguante** ☐ **Nova** ☐ **Crescente**

Nada de sua menstruação descer, não é mesmo? Se você já vinha sentindo aumento de suas emoções e da sensibilidade nos seios, chegou a hora de fazer um exame de gravidez. Hoje, já existem exames de urina vendidos em farmácia que detectam a presença dos hormônios HCG desde o primeiro dia de atraso menstrual. Mas o exame mais confiável continua sendo o de sangue.

Sua saúde física

Suas emoções

Algo especial para contar?

Dia 32

DATA 19 / ______ / ______ **LUA** ☐ Cheia ☐ Minguante ☐ Nova ☐ Crescente

Ainda não foi fazer seu exame porque está sentindo cólicas leves, como se fosse ficar menstruada a qualquer instante? Saiba que isso frequentemente acontece com a mulher no início da gravidez... São contrações que o útero faz devido às inúmeras transformações pelas quais está passando... Então, se esse desconforto estiver associado aos outros sintomas de gravidez, não perca tempo: faça logo seu exame! Quanto mais cedo confirmar a gravidez, melhor será para você e para o bebê.

Sua saúde física

Suas emoções

Algo especial para contar?

Dia 33

DATA 20 / ______ / ______ **LUA** ☐ Cheia ☐ Minguante ☐ Nova ☐ Crescente

Seu bebê, agora, é praticamente metade coração, metade cérebro.

Sua saúde física

Suas emoções

Algo especial para contar?

Dia 34

DATA 21 / _____ / _____ **LUA** ☐ **Cheia** ☐ **Minguante** ☐ **Nova** ☐ **Crescente**

Deu positivo! Parabéns! Você está grávida! É hora de marcar uma consulta para iniciar o importantíssimo pré-natal. Se o seu ginecologista também é obstetra, faça sua primeira consulta com ele. No entanto, não necessariamente terá que ser ele o médico que irá acompanhá-la. Às vezes, mesmo também fazendo partos, ele pode ser mais ligado à área ginecológica. O ideal é buscar um profissional mais focado com a obstetrícia. Ele estará sempre atualizado com os avanços nesta área – e isso não quer dizer só avanços tecnológicos, porque a melhor tecnologia do parto é o corpo que fabrica.

Sua saúde física

Suas emoções

Algo especial para contar?

Algo especial para contar?

Se você trabalha...

... deve comunicar formalmente ao seu chefe ou ao departamento de recursos humanos da empresa que está grávida. Se o seu chefe não souber disso, poderá demiti-la sem complicações.

Tudo passa: aprecie o dia de hoje!
Maria Martha Duque Moura – Pediatra

Dia 35

DATA 22 / ____ / ____ **LUA** ☐ **Cheia** ☐ **Minguante** ☐ **Nova** ☐ **Crescente**

Agora que você já confirmou que está grávida, lembre-se de parar com tudo – ou diminuir ao máximo – o que pode fazer mal ao desenvolvimento de seu filho: cigarro, bebidas alcoólicas e alguns medicamentos. É sábio evitar alimentos muito condimentados, carnes cruas (como *sushi*, *sashimi* e *carpaccio*), exercícios (exceto *yoga* com orientação), tintura no cabelo e atividades estressantes.

Sua saúde física

Suas emoções

Algo especial para contar?

Quando a serenidade e a tranquilidade são recuperadas no interior do útero, experimenta-se uma sensação de liberação de tensão, dissipação, êxtase oceânico. Grof relaciona isso com as experiências de unidade mística e incorporação, experiências culminantes da vida futura. Freud fala igualmente de “sentimentos oceânicos”, e Reich, de “fluxos cósmicos”. A experiência vivida dentro do útero talvez seja a mais próxima da sensação de estar no paraíso.

David Boadella – Psicoterapeuta norte-americano

Deus não podia estar em todos os lugares e por isso criou as mães.
Provérbio judaico

SEMANA 6

Dia 36

DATA 23 / ______ / ______ **LUA** ☐ **Cheia** ☐ **Minguante** ☐ **Nova** ☐ **Crescente**

É a partir daqui que você poderá começar a sentir enjoos. Nesta fase, o embrião já liberou uma quantidade tão grande de hormônio HCG a ponto de causar um efeito colateral desconfortável: a náusea, principalmente a matinal. Se lhe serve de consolo, isso é sinal de que anda tudo muito bem com a sua gravidez! Mas o que não quer dizer que grávidas que não enjoam estão com algum problema. Cada organismo reage de maneira diferente.

Sua saúde física

Suas emoções

Algo especial para contar?

O primeiro presente

Assim que você comunicar às pessoas que está grávida, pode apostar que começará a receber presentinhos para o bebê. Quem foi a primeira pessoa que lhe presenteou? O que ela lhe deu?

Converse com seu neném no ventre, envie a ele mensagens de ternura e segurança.
Laura Huxley

Dia 37

DATA 24 / ______ / ______ **LUA** ☐ **Cheia** ☐ **Minguante** ☐ **Nova** ☐ **Crescente**

Acredite! Seu bebê ainda é uma bolinha de células, mas já tem seu coração formado. Só que ele ainda bate descompassadamente.

Sua saúde física

Suas emoções

Algo especial para contar?

Dia 38

DATA 25 / ______ / ______ **LUA** ☐ **Cheia** ☐ **Minguante** ☐ **Nova** ☐ **Crescente**

Braços e pernas de seu filho começam a ser formados.

Sua saúde física

Suas emoções

Algo especial para contar?

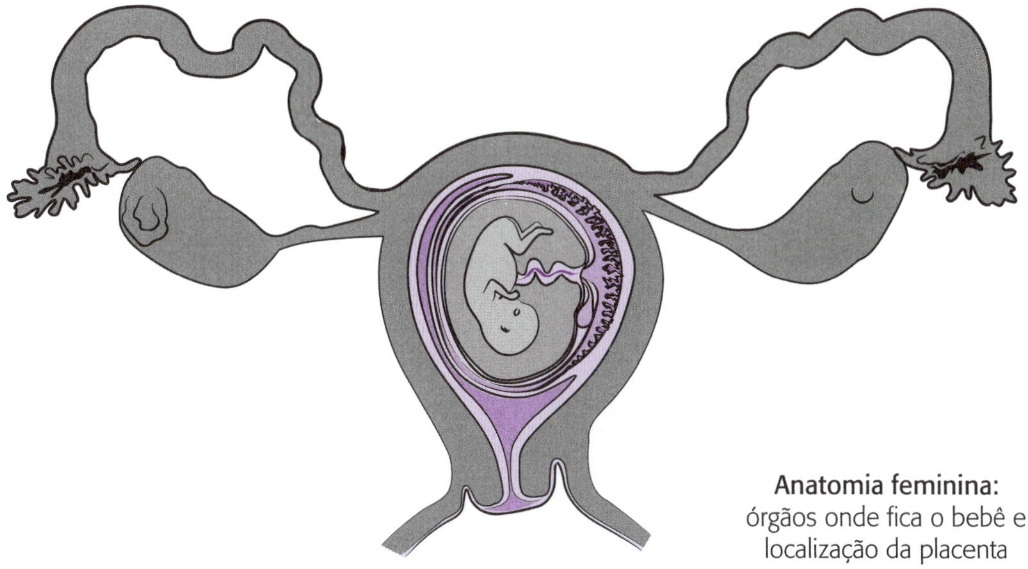

Anatomia feminina: órgãos onde fica o bebê e localização da placenta

A importância da placenta

A placenta é uma cobertura com aparência semelhante ao fígado, localizada no final do cordão umbilical do feto e acoplada à parede do útero. Ela é um órgão muito especial, porque é gerada só para suprir as necessidades do bebê – no início de seu desenvolvimento, ele se alimentava através do saco gestacional ou vitelino –, sendo descartada após o parto (ela se solta do útero e, então, o cordão umbilical é cortado). A placenta é riquíssima! Por isso, os animais a comem após o nascimento de seus filhotes – instintivamente, sabem que ela é repleta de nutrientes importantes para eles.

Este órgão temporário é formado por uma rede de vasos sanguíneos bastante finos que se enraízam na parede interna do útero. Sua função é retirar da corrente sanguínea da mãe tudo o que o feto necessita, como alimento, oxigênio e água, conduzindo-os até as artérias do bebê. O que o feto não precisa para seu desenvolvimento é levado de volta à placenta e eliminado pela corrente sanguínea da mãe. Mas é importante saber que, embora a placenta filtre muitas substâncias nocivas que poderiam prejudicar o bebê, ela não consegue evitar tudo! Certas medicações, álcool e nicotina continuarão seguindo diretamente até ele. Evite-os! Além disso, os hormônios do estresse – assim como os da felicidade – atravessam facilmente a barreira placentária.

Dia 39

DATA ___26___ / ______ / ______ **LUA** ☐ **Cheia** ☐ **Minguante** ☐ **Nova** ☐ **Crescente**

Já foi à primeira consulta do pré-natal? Foram pedidos alguns exames fundamentais para esta fase da gestação, como os de sangue, fezes e urina? (Se não, desconfie!) Faça-os logo! Detalhe importante: não fique chateada se lhe pedirem exames para verificar a presença de parasitas causadores de sífilis e aids. Estes exames são de rotina no pré-natal.

Sua saúde física

Suas emoções

Algo especial para contar?

Entenda os primeiros exames

Hemograma completo – Diagnostica anemias, alterações das hemoglobinas e sinais de infecções. Se o exame apontar anemia, você terá que seguir uma dieta especial para repor ferro e ácido fólico.

Fator Rh – Verifica se há incompatibilidade sanguínea entre a mãe e o feto. Se houver, é possível tomar uma vacina que impedirá danos ao bebê.

Hepatite B – Se a gestante tiver o vírus da hepatite B, poderá transmiti-lo ao feto, que, ao nascer, pode apresentar uma inflamação no fígado chamada icterícia prolongada.

HIV – Se for constatada a presença desse vírus na fase inicial, pode-se fazer um tratamento para que o bebê nasça sem aids, por meio do uso de medicação.

Toxoplasmose – Se a gestante tiver o parasita da toxoplasmose, precisará tomar um medicamento que reduz as chances de o parasita atingir o feto.

Sífilis – Caso seja diagnosticada a doença, pode-se evitar que seja transmitida para o feto através de um tratamento simples e eficaz.

Glicemia – Verifica se a taxa de açúcar está sob controle. Se apontar diabetes, será preciso seguir uma dieta específica ao longo de toda a gestação, para não comprometer a sua saúde e a do bebê.

Fezes – Se detectar a presença de parasitas intestinais, a gestante precisará se tratar, para não ficar anêmica e prejudicar a formação do bebê.

Urina – Este exame costuma ser repetido três vezes ao longo da gestação, porque não raro grávidas são vítimas de infecção urinária. Se for detectada, precisa ser tratada para evitar complicações para a gestante e seu bebê.

Sua primeira consulta pré-natal*

Como foi? Sentiu-se bem com o cuidador**? Ele fez algum comentário em especial?

* Não esqueça de ir ao posfácio de seu diário para anotar as "Medidas do seu pré-natal".

** A opção em usar a palavra "cuidador" em vez de obstetra é porque amplia o leque de suas opções, uma vez que você poderá ser acompanhada por um obstetra, uma enfermeira obstetra, uma parteira ou uma parteira tradicional.

Dia 40

DATA 27 / ____ / ____ **LUA** ☐ **Cheia** ☐ **Minguante** ☐ **Nova** ☐ **Crescente**

Sua vontade de dormir – mesmo em horários inadequados – triplicou? É porque a placenta começou a produzir seus próprios suprimentos de progesterona e estrogênio, que antes eram gerados apenas pelo organismo materno. Os níveis de progesterona chegam a crescer sete vezes mais! E esse excesso de hormônio traz um efeito tranquilizante. Isso é tudo o que seu filho precisa agora: se você ficar mais lenta, terá mais reservas de energias para que ele possa receber de seu corpo tudo o que precisa para se desenvolver. A natureza é sábia!

Sua saúde física

Suas emoções

Algo especial para contar?

Dia 41

DATA 28 / ______ / ______ **LUA** ☐ **Cheia** ☐ **Minguante** ☐ **Nova** ☐ **Crescente**

Seu filho tem o tamanho da ponta do dedo mínimo e pesa menos do que um clipe para prender papel.

Sua saúde física

Suas emoções

Algo especial para contar?

Dia 42

DATA 29 / ______ / ______ **LUA** ☐ **Cheia** ☐ **Minguante** ☐ **Nova** ☐ **Crescente**

Se estiver sentindo enjoos, não se desespere! A dica é não deixar o estômago vazio, nem enchê-lo demais. De duas em duas horas, coma algum alimento leve.

Sua saúde física

Suas emoções

Algo especial para contar?

A melhor maneira de ter bons filhos é fazê-los felizes.
Oscar Wilde

SEMANA 7

Dia 43

DATA 30 / 10 / 14 **LUA** ☐ **Cheia** ☐ **Minguante** ☐ **Nova** ☐ **Crescente**

Frutas ácidas e semiácidas são ótimas para trazer alívio aos enjoos matinais. Experimente, por exemplo, deixar uma maçã na sua mesa de cabeceira quando for dormir e, ao acordar, antes mesmo de sair da cama, coma esta maçã. De imediato, ela combaterá aquela sensação de estômago vazio (justamente o que leva aos enjoos) e evitará que você passe mal pela manhã.

Sua saúde física

Suas emoções

Algo especial para contar?

Não se culpe...

Você já sabe que, nas primeiras semanas da gestação, estará vivendo uma verdadeira montanha-russa de emoções. Se, por acaso, a sua gravidez não foi desejada, poderá se ver diante de uma crise. Irá se questionar diversas vezes se deve levar a gestação adiante, vai chorar demais, sentir-se triste... E até mesmo no caso de ter planejado sua gestação, poderão acontecer flutuações nos seus sentimentos, fruto do período de adaptação que você está tendo que passar. O principal, nesses casos, é não se culpar! A culpa poderá gerar instabilidade ao seu bebê... Acredite: essas emoções exacerbadas e confusas irão passar no decorrer da gravidez. E aí, então, quando você estiver se sentindo mais tranquila, converse bastante com seu filho (ainda na barriga!) explicando-lhe que você passou por dificuldades emocionais, mas que nunca deixou de amá-lo. Ele vai entender!

Dia 44

DATA 31 / 10 / ______ **LUA** ☐ **Cheia** ☐ **Minguante** ☐ **Nova** ☐ **Crescente**

O rosto de seu filho começa a passar por alguns ajustes: os olhos vão girando na direção da frente da cabeça e as orelhas se movem dos ombros para as laterais do rosto. Seus novos órgãos necessitam de nutrientes e, para alimentá-los, uma rede de vasos sanguíneos não para de crescer.

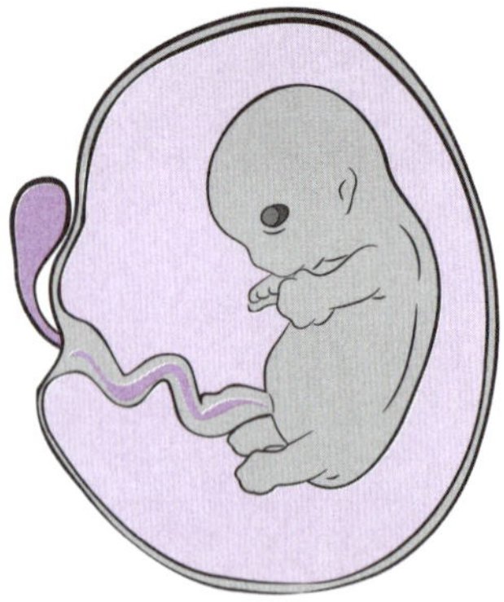

7ª semana de gestação:
fase embrionária

Sua saúde física ______

Suas emoções ______

Algo especial para contar? ______

Dia 45

DATA 01 / 11 / ______ **LUA** ☐ **Cheia** ☐ **Minguante** ☐ **Nova** ☐ **Crescente**

Outra dica contra enjoos: coma frutas cítricas. Para algumas gestantes, basta sentir o aroma de uma laranja ou tangerina para o mal-estar passar.

Sua saúde física ______

Suas emoções ______

Algo especial para contar? ______

Dia 46

DATA 02 / 11 / ______ **LUA** ☐ **Cheia** ☐ **Minguante** ☐ **Nova** ☐ **Crescente**

Ao longo do dia, tome chás digestivos, como os de hortelã, camomila e erva-doce, mas que não devem ser fortes demais. São ótimos para driblar tanto os enjoos como também os vômitos e a azia.

Sua saúde física

Suas emoções

Algo especial para contar?

Dia 47

DATA 03 / 11 / ______ **LUA** ☐ **Cheia** ☐ **Minguante** ☐ **Nova** ☐ **Crescente**

Para trazer mais conforto aos seus seios e não forçar a musculatura da mama, deixe um pouco de lado os modelos sensuais de sutiã. São lindos, mas possuem pouca sustentação. Compre um modelo mais reforçado, com alças e bases largas. Normalmente, ele precisa ser um número maior do que o habitual. Mas não há necessidade de usá-lo para dormir.

Sua saúde física

Suas emoções

Algo especial para contar?

Dia 48

DATA 04 / ______ / ______ **LUA** ☐ **Cheia** ☐ **Minguante** ☐ **Nova** ☐ **Crescente**

Agora seu filho é do tamanho da ponta do dedão.

Sua saúde física

Suas emoções

Algo especial para contar? Fomo à 2ª consulta

Dia 49

DATA 05 / ______ / ______ **LUA** ☐ **Cheia** ☐ **Minguante** ☐ **Nova** ☐ **Crescente**

Está sentindo alguma diferença ao ir ao banheiro? Não estranhe... No início da gravidez, suas funções intestinais tendem a mudar: você pode apresentar diarreia, prisão de ventre ou, até mesmo, a regularização do intestino. No caso da prisão de ventre, é um desconforto que pode se prolongar ao longo dos nove meses. Neste início, uma das causas do intestino preso é o excesso de complementos alimentares à base de ferro. Depois, quanto mais a barriga cresce, mais comprime o intestino, podendo dificultar seu esvaziamento.

Sua saúde física

Suas emoções

Algo especial para contar?

SEMANA 8

Dia 50

DATA 06 / 11 / ______ **LUA** ☐ **Cheia** ☐ **Minguante** ☐ **Nova** ☐ **Crescente**

Seu bebê já cresceu muito em relação à pequena célula de um mês e meio atrás. Os dedos das mãos de seu filho começam a se formar.

____

____

Sua saúde física ______________________________

____

____

Suas emoções ______________________________

____

____

Algo especial para contar? ______________________________

____

____

Descoberta do sexo do bebê mais cedo

A partir da oitava semana de gestação, já dá para descobrir qual o sexo do bebê com 99% de certeza por meio do "teste de sexagem fetal", feito com a coleta de apenas 5 ml do sangue da gestante. O exame surgiu após a descoberta do cientista chinês Y. Dennis Lo de que no plasma materno existe DNA do feto. Em seguida, o biólogo molecular José Eduardo Levi, do Banco de Sangue do Hospital Sírio Libanês, realizou um estudo por seis anos para desenvolver o teste, que identifica fragmentos do cromossomo Y no sangue materno. Assim, a amostra do sangue da mãe é submetida a uma técnica chamada PCR (Polymerase Chain Reaction), que amplia em bilhões de vezes uma pequena porção do cromossomo Y. Se houver a presença desse cromossomo, indica que ela está esperando um menino; a ausência, que é uma menina. O teste já está disponível em vários laboratórios do Brasil, mas o preço continua bem caro (verifique se os planos de saúde já cobrem este exame).

A mãe compreende até o que os filhos não dizem.
Texto judaico

Dia 51

DATA 04 / ______ / ______ **LUA** ☐ Cheia ☐ Minguante ☐ Nova ☐ Crescente

Para evitar a prisão de ventre, mude sua alimentação. Procure comer mais polpa de mamão e de tamarindo, ameixa, bagaço de laranja e mel. E inclua mais fibras nas refeições: folhas, frutas frescas, frutas secas e alimentos integrais. Pela manhã, tome um copo-d'água em jejum. E abuse do azeite extra virgem para temperar os alimentos em seu prato.

Sua saúde física

Suas emoções

Algo especial para contar?

Dia 52

DATA 08 / ______ / ______ **LUA** ☐ Cheia ☐ Minguante ☐ Nova ☐ Crescente

Nesse início de gravidez, também não se assuste se a sua visão escurecer de repente e você ficar tonta, perdendo até o equilíbrio. É normal que ocorram quedas de pressão nessa fase... Caso aconteça com você, sente-se e abaixe a cabeça o máximo que puder, respirando profundamente.

Sua saúde física

Suas emoções

Algo especial para contar?

Dia 53

DATA 09 / ______ / ______ **LUA** ☐ Cheia ☐ Minguante ☐ Nova ☐ Crescente

Ao sentir que está tendo queda de pressão, você pode comer um pedaço muito pequeno de *umeboxi* (ameixa salgada, encontrada em lojas de produtos naturais) ou uma pitada de sal, desde que sua pressão não seja anormalmente alta. Vale a pena andar com um saquinho de *umeboxi* na bolsa, para aliviá-la se a pressão cair enquanto você estiver fora de casa.

Sua saúde física

Suas emoções

Algo especial para contar?

Dia 54

DATA 10 / ______ / ______ **LUA** ☐ Cheia ☐ Minguante ☐ Nova ☐ Crescente

Agora são os dedos dos pés de seu bebê que se formam.

Sua saúde física

Suas emoções

Algo especial para contar?

Dia 55

DATA 11 / ______ / ______ **LUA** ☐ **Cheia** ☐ **Minguante** ☐ **Nova** ☐ **Crescente**

A queda de pressão também pode ser prevenida. Basta que você evite fazer movimentos bruscos. Por exemplo, sempre que for se levantar, movimente-se lentamente, relaxada, inspirando e sorrindo.

Sua saúde física

Suas emoções

Algo especial para contar?

Dia 56

DATA 12 / ______ / ______ **LUA** ☐ **Cheia** ☐ **Minguante** ☐ **Nova** ☐ **Crescente**

Todos os principais órgãos do bebê estão posicionados. Agora ele é chamado feto.

Sua saúde física

Suas emoções

Algo especial para contar?

SEMANA 9

Dia 57

DATA __13__ / ______ / ______ **LUA** ☐ **Cheia** ☐ **Minguante** ☐ **Nova** ☐ **Crescente**

Outra dica para prevenir a queda de pressão: evite alimentos que baixam a pressão, como doces em excesso, maracujá e alguns chás, como o de capim-limão.

____

____

Sua saúde física ____

____

____

Suas emoções ____

____

____

Algo especial para contar? ____

____

____

____

Os delicados inícios da vida são de grande importância. São o fundamento de nosso bem-estar da alma e do corpo. Gostaria de pedir-lhes apoio para esses esforços. Precisamos de paz sobre a Terra – paz que começa no ventre da mãe!

Eva Reich – do livro Energia vital pela bioenergética suave, *da Summus Editorial*

Avise a quem estiver ao seu redor

Neste primeiro trimestre, você precisará de muito apoio do seu companheiro – que deverá ser paciente e deixar de achar que tudo o que você sente e fala não passa de "frescura de mulher grávida" –, da família e dos colegas de trabalho. Como você poderá se sentir confusa emocionalmente, pelo menos que não se sinta desamparada!

Dia 58

DATA 14 / ____ / ____ **LUA** ☐ **Cheia** ☐ **Minguante** ☐ **Nova** ☐ **Crescente**

Sua barriga ainda está pequena, mas, quando a pele da região começar a esticar, suas fibras podem se romper, formando as temidas estrias. Para preveni-las, é preciso hidratar bastante a pele, aplicando desde já, todos os dias, óleo de amêndoa doce ou um bom cosmético antiestrias não apenas na barriga, mas também nos seios (exceto na aréola e nos mamilos!), nas coxas e nas nádegas – regiões que também sofrem com o estica-encolhe da pele, sobretudo se você engordar bastante. E anote uma receita caseira: misture num frasco óleo de germe de trigo e óleo de abacate em partes iguais. Após o banho é o melhor momento para aplicar o óleo: os poros estão mais abertos e a absorção é rápida.

Sua saúde física

Suas emoções

Algo especial para contar?

Dia 59

DATA 15 / ____ / ____ **LUA** ☐ **Cheia** ☐ **Minguante** ☐ **Nova** ☐ **Crescente**

Cosméticos naturais à base de *aloe vera* têm conseguido um bom resultado para reverter as estrias em fase inicial (quando ainda estão róseas). Isso porque a babosa, além de hidratar, é um poderoso cicatrizante. Mas o melhor ainda é prevenir o seu aparecimento...

Sua saúde física

Suas emoções

Algo especial para contar?

Dia 60

DATA 16 / ______ / ______ **LUA** ☐ **Cheia** ☐ **Minguante** ☐ **Nova** ☐ **Crescente**

A prevenção das estrias começa agora! Evite ganhar peso demais, não use roupas apertadas e resista o máximo que puder à tentação de coçar a barriga e os seios. Mesmo no início da gravidez, a coceira nessas regiões, que estão passando por tantas mudanças, já começa a surgir. E, se as suas unhas entrarem em ação, poderão romper as fibras da pele que está começando a esticar... Para aliviar a coceira, aplique um pouco de óleo hidratante.

Sua saúde física

Suas emoções

Algo especial para contar?

Boa alimentação na gravidez

Antes mesmo de pensar que você não deve engordar muito durante a gravidez para não prejudicar a si própria, seu primeiro pensamento deve ser de que tudo o que você ingerir estará dividindo com seu bebê. Então, é preciso melhorar a qualidade dos alimentos que irá consumir:

- observe a procedência dos alimentos e leia os rótulos, para avaliar o seu conteúdo nutricional;
- não ingira alimentos *diet* ou *light*;
- evite os enlatados e as refeições industrializadas já prontas ou semiprontas;
- prefira alimentos frescos, sem agrotóxicos, conservantes ou químicos;
- troque o arroz e os pães brancos pelos integrais;
- dê preferência ao açúcar não refinado;
- coma mais legumes, verduras, frutas e cereais;
- se você vive no corre-corre e não tem tempo de se alimentar direito, pelo menos uma refeição por dia deve ser reforçada em termos de qualidade, contendo um cereal, uma leguminosa, um fruto, uma raiz, uma proteína e folhas;
- se você não gosta de comer legumes, disfarce-os sob a forma de suflês e sopas;
- capriche no consumo de alimentos com cálcio (leite, aveia, couve-flor, nabo, castanha-do-pará, inhame) e ferro (beterraba, todos os legumes, frutas e verduras vermelhas, folhas verde-escuras, brotos, caldo de cana), nutrientes importantes para a sua gravidez e para o desenvolvimento do bebê.

Dieta pobre: perigo para o seu bebê

Uma pesquisa publicada na revista *British Journal of Nutrition*, em 2007, revelou dados alarmantes encontrados por cientistas britânicos: grávidas que ingerem muitos alimentos ricos em gorduras e açúcares podem fazer com que seus filhos nasçam com uma tendência a preferir esse tipo de alimento, em vez de uma dieta saudável. Segundo os pesquisadores, os hábitos nutricionais das crianças estariam diretamente relacionados à alimentação de suas mães durante a gravidez e o período de amamentação. Mais um motivo para você ficar de olho no que ingere enquanto está gestando e amamentando seu filho...

Dia 61

DATA 17 / ______ / ______ **LUA** ☐ **Cheia** ☐ **Minguante** ☐ **Nova** ☐ **Crescente**

A questão do ganho do peso precisa ser levada a sério nesse começo da gravidez. Como você ainda não está liberada para fazer exercícios, deve controlar a vontade de comer por dois! É verdade que o apetite aumenta quando se está grávida, mas quando bater aquela vontade de comer, faça escolhas saudáveis, em vez daquela barra de chocolate! O ideal é que você só engorde, em média, um quilo por mês. E não apenas por questões estéticas, mas porque o excesso de peso quando a barriga começa a crescer traz desconforto e dificulta o parto normal – além de outras complicações.

Sua saúde física ______

Suas emoções ______

Algo especial para contar? ______

Quanto a meus filhos, o nascimento deles não foi casual. Eu quis ser mãe. Os dois meninos estão aqui, ao meu lado. Eu me orgulho deles, eu me renovo neles, eu acompanho seus sofrimentos e angústias. Sei que um dia abrirão as asas para o voo necessário, e eu ficarei sozinha. Quando eu ficar sozinha, estarei seguindo o destino de todas as mulheres.

Clarice Lispector

Dia 62

DATA 18 / ____ / ____ **LUA** ☐ Cheia ☐ Minguante ☐ Nova ☐ Crescente

Seu bebê agora já tem aparência quase humana. A cabeça está mais ereta, as orelhas encontram-se bem formadas e o pescoço mostra-se mais desenvolvido. Suas mãozinhas ainda permanecem dobradas, na altura do peito.

Sua saúde física

Suas emoções

Algo especial para contar?

Dia 63

DATA 19 / ____ / ____ **LUA** ☐ Cheia ☐ Minguante ☐ Nova ☐ Crescente

As pálpebras de seu bebê estão prontas (antes, os olhos ficavam descobertos). A caixa torácica também já se formou, para proteger o pequeno coração.

Sua saúde física

Suas emoções

Algo especial para contar?

SEMANA 10

Dia 64

DATA 20 / ____ / ____ **LUA** ☐ Cheia ☐ Minguante ☐ Nova ☐ Crescente

As conexões entre músculos e nervos de seu filho triplicaram. Com isso, seus nervos, músculos e órgãos começam a funcionar. Pela primeira vez, seu bebê pode ter sensações! E o danadinho está se mexendo bastante em seu ventre! Só que você ainda não consegue sentir...

Sua saúde física

Suas emoções

Algo especial para contar?

A partir do momento de sua concepção, o bebê ainda por nascer vivencia os pensamentos e ações de sua mãe.

Deepak Chopra – Médico e Filósofo

Comentários

Para mudar o mundo é preciso mudar a forma de nascer.
Michel Odent – Cientista e Filósofo do Parto e Nascimento

Dia 65

DATA 01 / ____ / ____ **LUA** ☐ **Cheia** ☐ **Minguante** ☐ **Nova** ☐ **Crescente**

Do meio de sua gravidez em diante, você poderá sofrer de incontinência urinária. O bebê, cada vez maior, irá pressionar seus rins e talvez você não consiga segurar a urina. Para evitar isso, é preciso fortalecer desde agora a musculatura do períneo (localizada entre a vulva e o ânus), através de um simples exercício: contraia por um segundo o ânus e a vulva simultaneamente, relaxe o dobro de tempo e repita o movimento, várias vezes seguidas. (Mas atenção: não é para contrair o abdome, e sim apenas o assoalho pélvico!) Você pode praticar em qualquer posição e em qualquer lugar. Ele é ótimo, também, para evitar o rompimento do períneo durante o parto. Porém, se a sua gravidez for de risco, melhor não fazer esse exercício ou, antes de fazê-lo, perguntar ao seu obstetra se pode.

Sua saúde física

Suas emoções Contei ao glauco

Algo especial para contar?

O pré-natal

Como foi sua segunda consulta do pré-natal? O que foi falado para você? O que você relatou? Conte tudo o que achar importante.

Dia 66

DATA 22 / ____ / ____ **LUA** ☐ **Cheia** ☐ **Minguante** ☐ **Nova** ☐ **Crescente**

Você tem feito valer seu direito de ir para a fila especial em bancos, supermercados etc.? Não fique constrangida por conta disso, só porque sua barriga ainda não está perceptível. Toda grávida, em qualquer etapa da gestação, deve evitar ficar em pé por muito tempo. Ainda mais no início, que é um período muito sensível e a gestante não deve fazer esforços físicos. Se, ainda assim, você ficar sem graça, leve sempre com você o exame comprovando que está grávida ou um atestado médico.

Sua saúde física

Suas emoções na praia

Algo especial para contar?

Dia 67

DATA 23 / ____ / ____ **LUA** ☐ **Cheia** ☐ **Minguante** ☐ **Nova** ☐ **Crescente**

Você sabe que está acontecendo uma revolução hormonal em seu corpo, não é mesmo? Pois saiba, também, que isto pode trazer alterações à pigmentação da sua pele. Assim, se você se expuser excessivamente ao Sol, poderão aparecer manchas em seu rosto – principalmente – e em outras partes do corpo. Para não deixar que isso aconteça, sempre que for à rua, aplique protetor solar. E quando quiser ir à praia ou à piscina, opte pelo horário até 9 horas ou após 16 horas e use chapéu para proteger o rosto.

Sua saúde física

Suas emoções na praia

Algo especial para contar?

Dia 68

DATA 24 / ____ / ____ **LUA** ☐ **Cheia** ☐ **Minguante** ☐ **Nova** ☐ **Crescente**

O excesso de hormônios também poderá lhe trazer queda de cabelos. Para driblar essa ameaça, coma alimentos contendo vitamina A e cálcio e converse com seu médico sobre a possibilidade de tomar complementos vitamínicos naturais. Lavar os cabelos com xampu de *Aloe vera* com jojoba também previne a queda de fios.

Sua saúde física fome

Suas emoções contei Dr. Flavio e Marcio

Algo especial para contar?

Dia 69

DATA 25 / ____ / ____ **LUA** ☐ **Cheia** ☐ **Minguante** ☐ **Nova** ☐ **Crescente**

Você está angustiada porque os fios brancos estão teimando em aparecer e você não pode pintar os cabelos porque a química pode afetar o bebê? Não fique assim! Pinte seus fios com *henna*, uma tintura natural que não oferece riscos.

Sua saúde física

Suas emoções

Algo especial para contar?

Dia 70

DATA 26 / ____ / ____ **LUA** ☐ **Cheia** ☐ **Minguante** ☐ **Nova** ☐ **Crescente**

Ainda em relação à beleza, as grávidas contam com um lado positivo na produção farta de estrógeno (que chega a ser maior do que uma não grávida produz durante toda sua vida): esse hormônio fará com que seus lábios fiquem mais vermelhos e que seus cabelos cresçam mais rapidamente e com mais força, adquirindo brilho natural.

Sua saúde física

Suas emoções

Algo especial para contar?

Cole aqui
uma foto sua

Para recordar

SEMANA 11

Dia 71

DATA 27 / ____ / ____ **LUA** ☐ **Cheia** ☐ **Minguante** ☐ **Nova** ☐ **Crescente**

Os intestinos de seu filho estavam crescendo fora do tronco. Mas agora, quase completos, assumem a posição definitiva.

Sua saúde física

Suas emoções

Algo especial para contar?

Dia 72

DATA 28 / ____ / ____ **LUA** ☐ **Cheia** ☐ **Minguante** ☐ **Nova** ☐ **Crescente**

O crescimento de seu bebê começa a acelerar. Sua cabecinha está quase do tamanho da metade do corpo. E, a partir de agora, começará a se distanciar mais do peito.

Sua saúde física

Suas emoções

Algo especial para contar?

Dia 73

DATA 29 / ______ / ______ **LUA** ☐ **Cheia** ☐ **Minguante** ☐ **Nova** ☐ **Crescente**

As unhas de seu filho começam a crescer e a genitália inicia seu processo de diferenciação. Mas ainda é muito cedo para perceber anatomicamente se seu bebê é menino ou menina.

Sua saúde física

Suas emoções

Algo especial para contar?

Dia 74

DATA 30 / ______ / ______ **LUA** ☐ **Cheia** ☐ **Minguante** ☐ **Nova** ☐ **Crescente**

Você tem feito amor com seu companheiro ou está com medo de machucar o bebê? Se você respondeu que está com medo, saiba que isto é um mito! Seu filho está muito bem protegido no útero e não há como feri-lo por meio da penetração. Somente no caso das gestações de risco é que o obstetra pede que o casal se abstenha de ter relações sexuais, pelo menos por um tempo. Não deixe de fazer amor, porque a sensação de bem-estar que chega para você certamente envolverá seu filho. Multiplique as demonstrações de carinho e ternura com o seu companheiro.

Sua saúde física

Suas emoções

Algo especial para contar?

Dia 75

DATA 01 / 12 / ______ **LUA** ☐ **Cheia** ☐ **Minguante** ☐ **Nova** ☐ **Crescente**

Ao manter sua vida sexual em dia, é preciso, porém, fazer algumas adaptações. Vocês devem optar pelas posições que não comprimam a barriga e evitar carícias excessivas no abdome e nos seios. A estimulação exagerada dos mamilos pode levar à liberação do hormônio ocitocina, que provoca contrações.

Sua saúde física

Suas emoções

Algo especial para contar?

Dia 76

DATA 02 / ______ / ______ **LUA** ☐ **Cheia** ☐ **Minguante** ☐ **Nova** ☐ **Crescente**

Você e seu companheiro não estão sentindo vontade alguma de ter relações sexuais? Não pense que é falta de amor entre vocês! Isso é mais comum do que se imagina... Há casais que, diante da expectativa de ter um filho, passam a encarar a si próprios como "o pai" e "a mãe", deixando o sexo para segundo plano. Se isto estiver acontecendo com vocês, não dramatizem! É uma situação passageira e normal... Aproveitem para aprofundar suas relações de carinho, proximidade e companheirismo.

Sua saúde física

Suas emoções

Algo especial para contar?

O hormônio do amor

A ocitocina é um hormônio liberado pela mulher em várias situações. Duas delas são especialmente importantes: durante o trabalho de parto, para desencadear as contrações uterinas, e quando ela tem relações sexuais. Por esse motivo, a ocitocina é considerada o "hormônio do amor": além de ser liberada pela mulher quando ela está fazendo amor, atinge seu índice mais alto em sua corrente sanguínea instantes após o parto normal, quando ela está com o filho nos braços e sente um tipo de amor mais forte do que jamais experimentou. No terceiro trimestre, voltaremos a falar sobre os estudos a respeito da ação da ocitocina no trabalho de parto.

Dia 77

DATA 03 / ______ / ______ **LUA** ☐ **Cheia** ☐ **Minguante** ☐ **Nova** ☐ **Crescente**

Você e seu companheiro estão com um "fogo" que jamais imaginaram ter? Isso é normal também! As grávidas, em geral, tornam-se mais belas e mais sensuais, ficando mais atraentes para seus companheiros. E como não precisam mais se preocupar com contracepção, fazem amor de uma maneira ainda mais descontraída. Não se preocupem com isso, desde que, é claro, sigam as dicas do "Dia 75".

Sua saúde física

Suas emoções

Algo especial para contar?

Comentários

Dia após dia, a percepção que uma gestante tem da vida constitui uma lição que seu filho recebe sobre o mundo... Em função desta percepção, ele vai esculpindo seu cérebro, corpo e psiquismo para a paz ou para a defesa.

Marcy Axness, Ph.D.

SEMANA 12

Dia 78

DATA 04 / ______ / ______ **LUA** ☐ Cheia ☐ Minguante ☐ Nova ☐ Crescente

Até agora, seu filho só tinha cartilagens. A partir daqui, começa a formação dos ossos, para gerar todo o esqueleto de seu bebê.

Sua saúde física

Suas emoções

Algo especial para contar?

Dia 79

DATA 05 / ______ / ______ **LUA** ☐ Cheia ☐ Minguante ☐ Nova ☐ Crescente

Seu bebê agora apresenta mãos e pés com dedinhos separados e as unhas continuam a se formar.

Sua saúde física

Suas emoções

Algo especial para contar?

Dia 80

DATA 06 / ______ / ______ **LUA** ☐ **Cheia** ☐ **Minguante** ☐ **Nova** ☐ **Crescente**

Assim como você produz hormônios, seu filho também precisa produzir os dele. É a partir de agora que isso acontece: na base do cérebro de seu bebê, a glândula pituitária começa a produzir hormônios.

Sua saúde física

Suas emoções

Algo especial para contar?

Dia 81

DATA 07 / ______ / ______ **LUA** ☐ **Cheia** ☐ **Minguante** ☐ **Nova** ☐ **Crescente**

Você tem feito uma boa alimentação e, apesar disso, está se sentindo gorda? Você não está gorda, e sim grávida, esqueceu? E agora, no finzinho do primeiro trimestre, seu corpo vai começar a ganhar formas mais arredondadas. O que não quer dizer que você vá ficar menos atraente. Anime-se! Se o seu corpo se transforma, é sinal de que o corpinho de seu filho está crescendo em seu ventre. Isso é motivo de sobra para comemorar!

Sua saúde física

Suas emoções

Algo especial para contar?

O poder de dar à luz a uma nova civilização é o poder que a natureza deu às gestantes.
Laura Uplinger

Dia 82

DATA 08 / ______ / ______ **LUA** ☐ Cheia ☐ Minguante ☐ Nova ☐ Crescente

A aceitação do novo corpo nem sempre acontece de maneira fácil... Sua condição de grávida não está muito visível para os outros, mas é evidente para você, que já precisa andar com roupas um pouco mais largas. Quem não a conhece, pode achar que você está gordinha... Não é raro, por conta disso, que a gestante entre num estado tristonho. Se isso acontecer com você, lembre-se de que todas essas transformações fazem parte da gravidez e que, daqui a alguns meses, você vai ter um lindo bebê em seus braços. Procure sempre enxergar o lado positivo da sua gestação.

Sua saúde física ______

Suas emoções ______

Algo especial para contar? ______

Dicas para contornar as alterações de humor

- Faça o seguinte exercício de respiração diafragmática: inspire profundamente, até estufar bem a barriga e, devagar, vá expirando pela boca ou pelo nariz (pelo nariz é melhor, mas não há problema se não conseguir), fazendo com que a barriga encolha. Mas isso tem que ser feito lentamente. Nada de respirar rápido! Repita de 15 a 20 vezes. Isso lhe trará uma calma muito grande.

- Em sua casa, coloque uma música tranquila, uma luz suave, sente-se numa posição confortável e feche os olhos, relaxando nesse clima de paz que criou.

- Deite-se por alguns minutos, colocando sobre os olhos máscaras recheadas com plantas medicinais (como macela e camomila), encontradas em casas de produtos naturais. Você vai levantar outra pessoa!

Futuro pai também sofre alterações hormonais

De acordo com um artigo publicado na revista britânica *New Scientist*, em 2000, pesquisadores canadenses comprovaram que os futuros papais também sofrem mudanças bruscas hormonais, acompanhando os níveis dos hormônios de suas companheiras grávidas. Isso explicaria por que muitos homens relatam sentir enjoos, alterações de humor, fadiga, ansiedade e alterações de apetite juntamente às gestantes. Após o acompanhamento pré-natal de 34 casais – incluindo a análise do sangue dos homens –, os cientistas descobriram que os níveis dos hormônios testosterona e cortisol oscilaram no mesmo ritmo das mulheres. Embora as gestantes apresentem alterações mais drásticas, os futuros pais também sofrem oscilações que podem conduzir aos sintomas da gravidez. Os cientistas acreditam que as mudanças masculinas se devam a fatores emocionais ou à existência de feromônios liberados pela companheira.

Dia 83

DATA 09 / ______ / ______ **LUA** ☐ **Cheia** ☐ **Minguante** ☐ **Nova** ☐ **Crescente**

Um dia você está se sentindo alegre... No outro, irá chorar. E ainda terá vezes em que acordará irritadiça. Gravidez é assim mesmo... Uma montanha-russa de emoções, provocadas pela quantidade de hormônios que circulam pelo seu organismo. Mas você pode – e deve – buscar o seu equilíbrio através da prática de *yoga* e meditação e de toda e qualquer ação que traga paz e tranquilidade à sua casa, ao seu ambiente de trabalho e ao seu próprio corpo.

Sua saúde física ______________________________

Suas emoções ______________________________

Algo especial para contar? ______________________________

E antes mesmo de nascer, ele tudo saberá sobre o Amor e suas bênçãos.

Frédérick Leboyer – do livro Se me contassem o parto, *da Editora Ground*

Dia 84

DATA 10 / ____ / ____ **LUA** ☐ **Cheia** ☐ **Minguante** ☐ **Nova** ☐ **Crescente**

Agora já dá para ouvir o coração de seu filho. Na consulta do pré-natal, serão avaliados os batimentos cardíacos do bebê com o auxílio de um instrumento chamado *doppler*, sonar ou *pinard*, que magnifica o som de forma que ele possa ser ouvido fora do corpo. Prepare suas lágrimas: esse momento é de muita emoção!

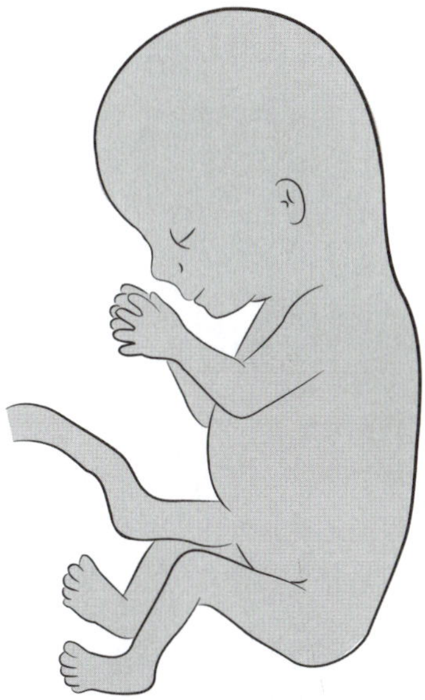

12ª semana de gestação:
o bebê já todo formado

Sua saúde física ____

Suas emoções ____

Algo especial para contar? ____

Imerso no líquido amniótico, protegido contra pressões externas e virtualmente sem peso, enraizado na parede do útero, o feto flutuante está num estado de segurança e contentamento insuperável. Esse é o período que Leboyer chamou de “Era de Ouro” e que Stanislav Grof compara ao paraíso.

David Boadella – Psicoterapeuta norte-americano

A ultrassonografia

Muitas gestantes ficam ansiosas para ver o bebê na tela da ultrassonografia e, por conta disso, tende a querer fazer esse exame todos os meses. No entanto, não há necessidade disso. Existem apenas três exames ultrassonográficos rotineiros (transvaginal, translucência nucal e morfológico). Acima disso, somente se for necessário. Existem alguns estudos, inclusive, que mostram que esse exame pode até trazer desconfortos ao bebê, como um realizado por pesquisadores da Clínica Mayo, nos Estados Unidos, em 2001, que concluiu que as ondas ultrassônicas expõem o feto a sons tão altos quanto os produzidos por um trem de metrô chegando a uma estação. Embora não provoque danos irreversíveis ao bebê, é um fator de estresse para ele.

Por conta disso, vale a pena avaliar se não é melhor segurar a ansiedade e deixar para ver seu filho apenas nos seguintes exames de rotina:

Ultratransvaginal – É realizada por meio de um transdutor inserido no canal vaginal até a 14ª semana de gravidez. Informa o tempo da gestação, o número de bebês e se a gravidez está sendo desenvolvida no útero corretamente.

Translucência nucal – Agora já é possível realizar o exame passando o aparelho de ultrassom sobre a barriga. É feito entre a 11ª e a 14ª semanas de gravidez. Mede a espessura da nuca do feto e observa a existência do osso do nariz, que trazem informações sobre os riscos de o feto ter síndrome de Down ou más-formações cardíacas.

Ultramorfológica – Capta imagens detalhadas da estrutura do bebê, avaliando se o crânio está fechado e se o peso e a biometria estão na média para o tempo de gravidez. Também descarta 90% das doenças de má-formação congênita. É feita entre a 21ª e a 24ª semanas de gravidez.

SEMANA 13

Dia 85

DATA 11 / ______ / ______ **LUA** ☐ **Cheia** ☐ **Minguante** ☐ **Nova** ☐ **Crescente**

Comemore: você chegou ao segundo trimestre de gravidez! As ameaças ao desenvolvimento de seu bebê são bem menores, porque a maioria dos órgãos já estão formados. O risco de aborto espontâneo diminui consideravelmente. Porém, não vá se descuidar! Mantenha os mesmos cuidados que seguiu ao longo do primeiro trimestre.

Sua saúde física

Suas emoções

Algo especial para contar?

Um bebê pode manifestar sinais de estresse muito antes de ele ou de ela ter nascido. Sentimentos e desejos são moldados por nossas experiências intrauterinas.

Deepak Chopra – Médico e filósofo

O nascimento imprime no inconsciente do neném profundas noções que ficam arraigadas para o resto da vida.
Eleanor Madruga Luzes, Ph.D.

Dia 86

DATA 12 / 12 / ______ **LUA** ☐ **Cheia** ☐ **Minguante** ☐ **Nova** ☐ **Crescente**

Outro motivo para comemorar: se você teve enjoos nos primeiros meses de gestação, assim como num passe de mágica eles vão parar agora – com raras exceções, há mulheres que enjoam a gravidez inteira.

Sua saúde física

Suas emoções

Algo especial para contar?

Dia 87

DATA 13 / 12 / ______ **LUA** ☐ **Cheia** ☐ **Minguante** ☐ **Nova** ☐ **Crescente**

O segundo trimestre é o momento da gravidez em que você se sentirá realmente fantástica! Estará com ótima disposição física e mental. O peso da barriga está aumentando, mas não a ponto de trazer possíveis desconfortos, como cansaço e dores na coluna.

Sua saúde física

Suas emoções

Algo especial para contar?

Dia 88

DATA 14 / 12 / ______ **LUA** ☐ **Cheia** ☐ **Minguante** ☐ **Nova** ☐ **Crescente**

A partir de agora, se está tudo correndo bem com a sua gravidez, você estará liberada para a prática de exercícios. Além do *yoga* (que você podia estar praticando desde o início da gravidez, desde que orientada por profissionais capacitados para fazer um trabalho personalizado para gestantes), os exercícios mais indicados são caminhada, hidroginástica e natação. Exercícios mais pesados, como musculação, só são recomendados a quem já tinha um bom preparo físico. Mas lembre-se: informe-se se a prática que deseja fazer é aconselhável ou não para você.

Sua saúde física

Suas emoções

Algo especial para contar?

A mudança de trimestre

Conte aqui como você viveu o seu primeiro trimestre (passou bem, teve enjoos etc.) e anote suas primeiras impressões a respeito da mudança para o segundo trimestre. Os enjoos passaram? Está mais bem-disposta? Iniciou alguma atividade física?

Cuidado com a intensidade dos exercícios

Segundo dados de uma pesquisa norte-americana, as grávidas só devem realizar exercícios durante 40 a 45 minutos, três vezes por semana, e sempre de olho na frequência cardíaca, que precisa se manter entre 140 e 145 batimentos por minuto. Portanto, as gestantes nunca podem se exercitar a ponto de chegarem à exaustão. E as mulheres que eram sedentárias antes de engravidar, devem iniciar a atividade agora de maneira bem leve, como caminhadas por 20 minutos, três vezes por semana.

Já aquelas que sempre foram ativas fisicamente podem – após a liberação – fazer até mesmo musculação, porque há exercícios que fortalecem o assoalho pélvico (o que pode contribuir para evitar a incontinência urinária e preservar a região para o parto normal), a escápula (o peso dos seios enfraquece a musculatura e pode alterar o centro de gravidade) e as panturrilhas (favorecendo a circulação sanguínea). Mas é preciso evitar exercícios abdominais e de alto impacto (corrida, nem pensar!).

Outro alerta: as gestantes que tiverem diabetes tipo 1 (insulino-dependentes) e histórico de abortos espontâneos anteriores, estiverem esperando gêmeos, forem fumantes ou ingerirem álcool em excesso precisam de atenção redobrada e, na maioria das vezes, o obstetra não permite a prática de exercícios nesses casos.

Dia 89

DATA 15 / _____ / _____ **LUA** ☐ **Cheia** ☐ **Minguante** ☐ **Nova** ☐ **Crescente**

Prepare-se para fortes emoções: você irá sentir seu bebê se mexer na barriga! Divirta-se, juntamente com o seu companheiro ou com as pessoas que estão curtindo a gravidez junto de você (sua mãe, sua irmã...), colocando as mãos sobre a barriga à espera dos movimentos de seu filho.

Sua saúde física

Suas emoções

Algo especial para contar?

Dia 90

DATA 16 / ______ / ______ **LUA** ☐ **Cheia** ☐ **Minguante** ☐ **Nova** ☐ **Crescente**

Não é à toa que agora você já será capaz de sentir seu bebê: da sétima semana para cá, ele dobrou de tamanho! O desenvolvimento de sua cabeça diminui de velocidade para que o resto do corpo possa crescer de maneira proporcional.

Sua saúde física

Suas emoções

Algo especial para contar?

Dia 91

DATA 17 / ______ / ______ **LUA** ☐ **Cheia** ☐ **Minguante** ☐ **Nova** ☐ **Crescente**

O rostinho de seu filho começa a tomar formas mais humanas. Olhos e orelhas continuam se dirigindo aos devidos lugares.

Sua saúde física

Suas emoções

Algo especial para contar?

SEMANA 14

Dia 92

DATA 18 / _____ / _____ LUA ☐ Cheia ☐ Minguante ☐ Nova ☐ Crescente

Está muito curiosa para saber o sexo de seu bebê? Pois agora já dá para distinguir se a genitália que ele apresenta é de menino ou menina. Mas saiba que, mais para a frente neste segundo trimestre, as chances de saber isso com certeza serão maiores.

Sua saúde física

Suas emoções

Algo especial para contar?

A palavra "matrix" equivale a útero, em latim. Daí temos também os vocábulos matéria, material, mater, mãe e assim por diante. Todos se referem à matéria básica, à substância física de onde se origina a vida.

Joseph Chilton Pearce – do livro A criança mágica, *Editora Francisco Alves*

É tempo de informar aos jovens sobre a importância da gestação para que eles se preparem e possam engendrar seres com boa saúde física, mental e espiritual, uma sociedade fraterna, uma nova espécie a que chamo homo sapiens frater.

Eleanor Madruga Luzes, Ph.D.

O sexo de seu filho

Você já descobriu qual é? Qual foi sua reação? Ficou feliz ou um pouquinho contrariada? E se você só deseja saber se seu bebê é menino ou menina na hora do nascimento, explique aqui os motivos.

____

Dia 93

DATA 19 / ____ / ____ **LUA** ☐ **Cheia** ☐ **Minguante** ☐ **Nova** ☐ **Crescente**

Você ainda tem mais da metade da gravidez pela frente, certo? Mas, desde já, seus seios começam a produzir colostro, líquido que alimentará o seu bebê nos primeiros dias até que se inicie a produção do leite.

____

Sua saúde física _______________

Suas emoções _______________

Algo especial para contar? _______________

Dia 94

DATA 20 / ______ / ______ **LUA** ☐ **Cheia** ☐ **Minguante** ☐ **Nova** ☐ **Crescente**

Chegou a hora de começar a preparar os seus seios para a divina tarefa de amamentar. Embora atualmente exista uma corrente de profissionais que ache desnecessária essa preparação, ainda há aqueles que concordam com a importância de *trabalhar* os mamilos para que a pele da região fique mais resistente a fim de receber a boquinha do bebê, ávido por alimento, sem riscos de rachaduras. Comece a ler sobre amamentação.

____

____

Sua saúde física ______________________________

____

____

Suas emoções _________________________________

____

____

Algo especial para contar? _____________________

____

____

O nome de seu bebê

A escolha do nome de seu bebê é muito importante. Ele será como um "mantra" que seu filho carregará por toda a vida. Por isso, pense bem! E não se deixe levar pela pressão que as pessoas à sua volta farão para que você escolha o nome rapidamente. Devido à importância dessa escolha, você poderá deixar para se decidir somente depois que seu filho nascer. Mas, se você já escolheu, responda:Como chamará seu filho? Quem escolheu o nome? Por qual motivo? É uma homenagem a alguém?

____

____

____

____

____

____

____

____

Dia 95

DATA 01 / ______ / ______ **LUA** ☐ Cheia ☐ Minguante ☐ Nova ☐ Crescente

Ar e Sol são dois grandes aliados para a preparação dos mamilos. Se for possível, em casa, tome banho de Sol diariamente sobre os seios, de preferência até as 10 horas da manhã ou após as 15 horas, durante cerca de 15 minutos. Se o Sol não bate em sua janela (ou se a sua janela é devassada), uma alternativa é usar uma lâmpada de 40 V a um palmo de distância do mamilo, também por 15 minutos.

Sua saúde física

Suas emoções

Algo especial para contar?

Dia 96

DATA 02 / ______ / ______ **LUA** ☐ Cheia ☐ Minguante ☐ Nova ☐ Crescente

Os cuidados com seus seios devem se tornar um ritual até o final da gravidez. Procure fazer a preparação dos mamilos sempre no mesmo horário, como no momento do banho. Antes de se molhar, passe – sem machucar – uma toalha seca na aréola e no mamilo. No chuveiro, esfregue a região com uma bucha vegetal amaciada, sem sabonete.

Sua saúde física

Suas emoções

Algo especial para contar?

Dia 97

DATA 23 / _____ / ______ **LUA** ☐ **Cheia** ☐ **Minguante** ☐ **Nova** ☐ **Crescente**

Detalhe importante: nunca use sabonete, óleos, cremes ou pomadas sobre o bico e a aréola, porque essa região deve ficar o mais preservada possível para aguentar a sucção da amamentação, a fim de não rachar.

Sua saúde física

Suas emoções

Algo especial para contar?

Os seios se preparam para a amamentação

Até bem pouco tempo, as grávidas eram orientadas a fazer a preparação dos seios para a amamentação por meio de técnicas que consistiam na manipulação dos mamilos e da aréola e do emprego de certas atitudes que tornavam a pele da região mais áspera (como passar uma toalha seca nas mamas). No entanto, hoje se pensa que não há necessidade de nada disso. Os hormônios fazem esse trabalho espontaneamente. Logo que a mulher engravida, a pigmentação da aréola e dos mamilos muda – a região fica mais escura –, surgem depósitos de oleosidade (para lubrificar a área, evitando a necessidade de se usar sabonetes e hidratantes no banho e pós-banho) e a pele já vai se tornando mais resistente naturalmente.

Anteriormente, se imaginava que mulheres sem mamilos muito bem formados teriam dificuldade para amamentar. Nesses casos, indicavam-se técnicas para que a grávida manipulasse os seios e os mamilos, para torná-los mais salientes. Hoje se descobriu que isso é desnecessário, porque o bico do seio teria a simples função de servir de acesso aos bebês. O que importa na amamentação é a boa pega: o bebê precisa abocanhar toda a aréola (a parte marrom) para que o leite saia eficientemente, sem chances de que ocorram rachaduras (fato que acontece se ele sugar apenas os mamilos).

Dia 98

DATA 24 / ____ / ____ **LUA** ☐ **Cheia** ☐ **Minguante** ☐ **Nova** ☐ **Crescente**

Pronto! Agora as orelhas de seu filho estão no lugar certinho, ou seja, nas laterais da cabeça. E seu pescoço continua a se alongar.

Sua saúde física

Suas emoções

Algo especial para contar?

Para recordar

Cole aqui
um cartão, um desenho ou uma
imagem da ultrassonografia

Cole aqui
uma foto sua

SEMANA 15

Dia 99

DATA 25 / ______ / ______ **LUA** ☐ **Cheia** ☐ **Minguante** ☐ **Nova** ☐ **Crescente**

Você agora completa a terceira consulta pré-natal. Já deve ter dado para observar se está havendo uma empatia entre você e seu cuidador. Ele precisa lhe passar muita segurança! Afinal, não é apenas sua saúde que está em jogo, mas também a de seu bebê. Além disso, você já deve ter mais ou menos definido como deseja que seja seu parto. Precisa, então, ficar certa de que seu cuidador é adepto do tipo de parto que você idealiza. Se não for, não se acanhe em procurar logo um novo profissional. Aproveite que sua gestação ainda não está tão avançada. Mas, mesmo que estivesse, saiba que é um direito seu mudar até mesmo às vésperas de dar à luz.

Sua saúde física

Suas emoções

Algo especial para contar?

Comentários:

Durante a gestação, o cérebro da criança vai estabelecendo seus circuitos neuronais em resposta à visão que a mãe tem da vida.

Marcy Axness, Ph.D.

O pré-natal

Como foi sua terceira consulta de pré-natal? O que foi falado para você? O que você relatou? Conte tudo o que achar importante.

____

____

____

____

____

____

____

____

____

____

Dia 100

DATA 26 / ______ / ______ **LUA** ☐ **Cheia** ☐ **Minguante** ☐ **Nova** ☐ **Crescente**

A partir do segundo trimestre, você pode colocar em prática outra dica para afastar a prisão de ventre. Se a sua gravidez não é de risco, e se você não for sedentária, fique de cócoras. Comece por pouco tempo e vá, gradualmente, aumentado a duração dessa postura. Ela é ótima para fazer o intestino trabalhar.

____

____

Sua saúde física ______________________________

____

____

Suas emoções ______________________________

____

____

Algo especial para contar? ______________________________

____

____

Dia 101

DATA 24 / ______ / ______ **LUA** ☐ **Cheia** ☐ **Minguante** ☐ **Nova** ☐ **Crescente**

A pele de seu filho ainda é muito fina, dando até para ver as veias através dela. E agora está coberta por uma leve camada de pelos, chamada lanugo.

Sua saúde física

Suas emoções

Algo especial para contar?

Dia 102

DATA 28 / ______ / ______ **LUA** ☐ **Cheia** ☐ **Minguante** ☐ **Nova** ☐ **Crescente**

Seu filho já gosta de chupar os dedos! Não raro, durante o exame de ultrassonografia, é possível vê-lo com o polegar na boca.

Sua saúde física

Suas emoções

Algo especial para contar?

Dia 103

DATA 29 / ______ / ______ **LUA** ☐ **Cheia** ☐ **Minguante** ☐ **Nova** ☐ **Crescente**

Os olhos de seu filho continuam sua viagem até o local certo da cabeça, mas ainda estão bem distantes um do outro. Suas sobrancelhas, porém, já começam a se formar. E os primeiros fios de cabelo aparecem no topo da cabeça.

Sua saúde física

Suas emoções

Algo especial para contar?

Dia 104

DATA 30 / ______ / ______ **LUA** ☐ **Cheia** ☐ **Minguante** ☐ **Nova** ☐ **Crescente**

Agora que sua barriga começa a crescer, o peso por vezes dificulta sua circulação sanguínea. Podem surgir varizes e, quanto maior ela for ficando, inchaço nas pernas (sobretudo no final da gravidez). Você precisará, a partir de agora, colocar em prática alguns recursos que ajudarão a ativar sua circulação.

Sua saúde física

Suas emoções

Algo especial para contar?

Dia 105

DATA 31 / ____ / ____ **LUA** ☐ **Cheia** ☐ **Minguante** ☐ **Nova** ☐ **Crescente**

Praticar exercícios específicos será de grande ajuda para ativar sua circulação, como caminhar na ponta dos pés (em casa ou, de preferência, na areia, à beira da água) ou sobre pedrinhas redondas, para massagear toda a planta do pé.

Sua saúde física

Suas emoções

Algo especial para contar?

Anotações

O mundo precisa de pais. Para nos transformarmos em pais, precisamos abdicar de ser filhotes.
Carla Machado – Mãe, astróloga, terapeuta floral e reichiana

SEMANA 16

Dia 106

DATA 01 / 01 / ______ **LUA** ☐ Cheia ☐ Minguante ☐ Nova ☐ Crescente

Embora não seja muito estética, compre meia-calça de média ou baixa compressão (específica para gestantes) e use-a sempre, mesmo nos dias quentes! Ela ajuda a prevenir varizes e inchaços e é indispensável se você trabalha muito em pé. Você deve calçá-la assim que acordar ou depois de ter ficado com as pernas para cima por pelo menos 15 minutos. Procure passar o dia inteiro com essa meia-calça.

Sua saúde física

Suas emoções

Algo especial para contar?

A mãe que participa plenamente do clímax convulsivo do orgasmo estará mais bem preparada para o empurrão enérgico da expulsão. Ela dá à luz. O bebê não é tirado dela. Ela deixa o bebê vir, assim como o orgasmo.

David Boadella – Psicoterapeuta norte-americano

A partir do momento em que a mulher engravida, uma corrente de energia começa a circular entre seu cérebro e o óvulo fecundado.
Omraam Mikhaël Aïvanhov

Dia 107

DATA 02 / ____ / ____ **LUA** ☐ **Cheia** ☐ **Minguante** ☐ **Nova** ☐ **Crescente**

Para evitar varizes, você pode tomar comprimidos de castanha-da-índia, um complemento alimentar natural que não compromete sua saúde (de qualquer forma, converse com seu cuidador sobre isto antes de começar). A castanha-da-índia possui uma ação vasoconstritora que aumenta a resistência dos vasos sanguíneos, diminuindo as chances, também, de inchaços.

Sua saúde física

Suas emoções

Algo especial para contar?

Dia 108

DATA 03 / ____ / ____ **LUA** ☐ **Cheia** ☐ **Minguante** ☐ **Nova** ☐ **Crescente**

As unhas de seu filho já estão completamente formadas e os braços e pernas não param de crescer.

Sua saúde física

Suas emoções

Algo especial para contar?

Dia 109

DATA 04 / _____ / _____ **LUA** ☐ **Cheia** ☐ **Minguante** ☐ **Nova** ☐ **Crescente**

Para reduzir possíveis inchaços em suas pernas (e também para prevenir e tratar infecções urinárias), você pode tomar chás diuréticos. Boas dicas são os de chapéu-de-couro e cana-do-brejo (encontrados em casas de produtos naturais), o de alpiste (à venda em lojas de mercadorias árabes) e o de cabelo de milho (retire-os da própria espiga), além de infusão de salsinha (tempero).

Sua saúde física

Suas emoções

Algo especial para contar?

Dia 110

DATA 05 / _____ / _____ **LUA** ☐ **Cheia** ☐ **Minguante** ☐ **Nova** ☐ **Crescente**

Outro chá diurético excelente e muito saboroso é o da casca do abacaxi orgânico (também conhecido como "abacaxá"). Ele é ótimo para você tomar na época do calor, se estiver apresentando inchaço (o que é comum nos dias quentes). Para prepará-lo, corte e lave bem a casca de um abacaxi, levando ao fogo com água até ferver bastante. Coe e, se quiser, deixe na geladeira para servir como refresco. Não precisa adoçar e pode ser consumido à vontade.

Sua saúde física

Suas emoções

Algo especial para contar?

Dia 111

DATA 06 / ______ / ______ **LUA** ☐ **Cheia** ☐ **Minguante** ☐ **Nova** ☐ **Crescente**

Por meio da alimentação, você ainda encontra mais alternativas diuréticas: beber água de coco, comer frutas (como melancia, melão e laranja) e feijão *azuki*. Este alimento japonês, desde que preparado com pouco sal, é um excelente diurético, evitando muitos problemas circulatórios. Também pode ser consumido na forma de chá: numa panela, toste um punhado desse feijão (sem usar gordura), acrescente um litro de água e deixe ferver até reduzir para meio litro. Consuma-o morno, à vontade.

Sua saúde física

Suas emoções

Algo especial para contar?

Dia 112

DATA 07 / ______ / ______ **LUA** ☐ **Cheia** ☐ **Minguante** ☐ **Nova** ☐ **Crescente**

Para proporcionar alívio imediato dos inchaços, dê um banho de água fria em suas pernas com a ajuda de um chuveirinho ou deixe-as de molho diretamente na água bem fria. Ou, ainda, vista uma meia 3/4, molhe-a e deixe-a molhada. Mas cuidado para não se resfriar.

Sua saúde física

Suas emoções

Algo especial para contar?

SEMANA 17

Dia 113

DATA 08 / ______ / ______ **LUA** ☐ Cheia ☐ Minguante ☐ Nova ☐ Crescente

Para ativar sua circulação, que tal praticar um exercício de origem oriental muito simples? Chama-se vaso capilar, mas ganhou o apelido de "baratinha". Deitada de barriga para cima, deixe os braços e as pernas para o alto e balance-os, num movimento semelhante à trepidação. Faça por pelo menos três minutos (mas descanse ao longo da prática, abraçando os joelhos sem comprimir a barriga). Repita-o várias vezes ao dia. É excelente para evitar o acúmulo de sangue nos pés e nas mãos, evitando inchaços (e mesmo desinchando-os). Previne varizes e hemorroidas. Mas só deve ser feito a partir do segundo trimestre!

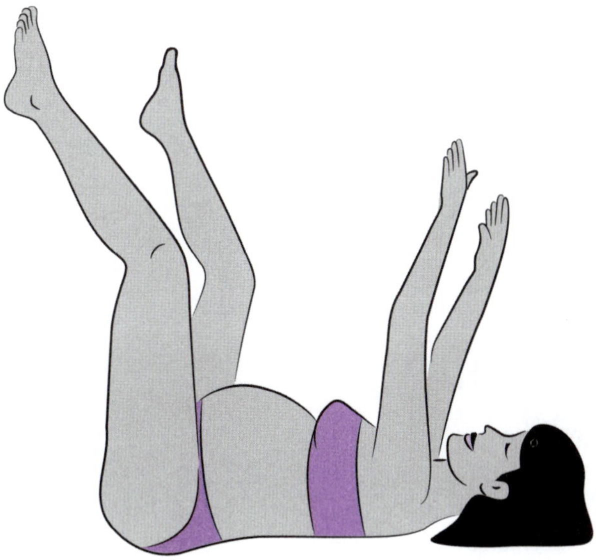

Exercício vaso capilar ou "baratinha"

Sua saúde física ______

Suas emoções ______

Algo especial para contar? ______

Dia 114

DATA 09 / ______ / ______ **LUA** ☐ **Cheia** ☐ **Minguante** ☐ **Nova** ☐ **Crescente**

Outra ameaça à tranquilidade de sua gravidez é o aparecimento de hemorroidas, sobretudo quando a barriga está mais pesada. E, como se trata de um problema circulatório, para preveni-lo você pode colocar em prática as dicas anteriores para ativar sua circulação e combater a prisão de ventre. Afinal, além de se deverem à má circulação sanguínea, hemorroidas estão relacionadas à constipação intestinal.

Sua saúde física

Suas emoções

Algo especial para contar?

Dia 115

DATA 10 / ______ / ______ **LUA** ☐ **Cheia** ☐ **Minguante** ☐ **Nova** ☐ **Crescente**

Seu filho, a partir de agora, começa a ganhar algumas camadas de gordura. Elas serão importantes não apenas para que, quando ele nasça, seja um bebê fofinho, mas principalmente para o controle da temperatura e do metabolismo do corpo enquanto permanecer em seu útero.

Sua saúde física

Suas emoções

Algo especial para contar?

Yoga é um grande aliado das grávidas

Existem diversos estudos no mundo inteiro a respeito dos efeitos positivos que o *yoga* provoca no organismo como um todo. Na gravidez, não poderia ser diferente. Algumas posturas, quando adaptadas para as gestantes, atuam sobre toda a sua parte hormonal, trazendo benefícios físicos, mentais e emocionais. Entre os físicos, estão o alívio da prisão de ventre e dos gases, a melhora da circulação sanguínea, maior oxigenação para a gestante e o bebê, prevenção e alívio das dores nas costas e fortalecimento do assoalho pélvico. Com a prática do *yoga*, as gestantes vão se adaptando ao novo corpo de maneira mais fácil, estabelecem maior contato com o seu bebê, controlam as variações de humor, desenvolvem os equilíbrios físico e mental, aumentam a capacidade de concentração, com benefícios em todos os níveis, ficam menos estressadas e relaxam bastante. Além disso, as posturas facilitam o trabalho de parto: o períneo fica mais flexível, os músculos das pernas tornam-se mais fortes e elásticos – para quem optar pelo parto de cócoras – e a aplicação das técnicas de respiração aprendidas em aula ajudarão no manejo da dor durante o trabalho de parto. Até mesmo quem tem indicação para fazer uma cesárea segue para o centro cirúrgico com maior controle de suas emoções. E graças ao *yoga*, a recuperação no pós-parto também ocorre de maneira bem mais rápida e tranquila.

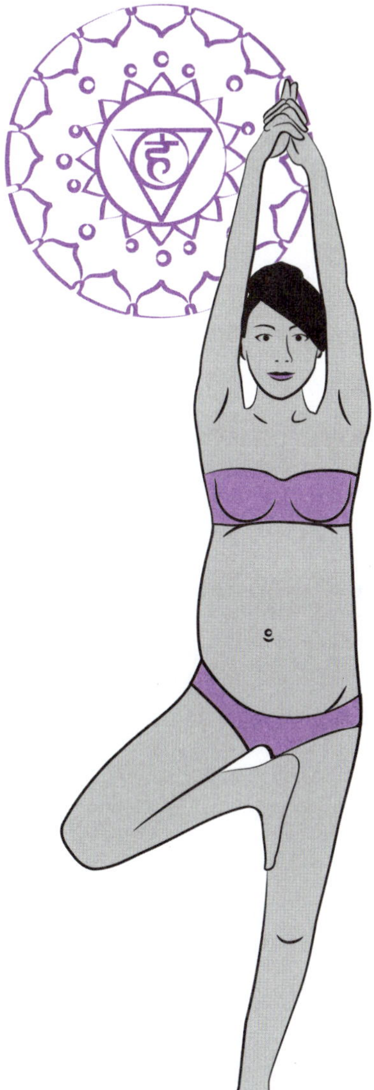

Postura da árvore

Dia 116

DATA 11 / ______ / ______ **LUA** ☐ **Cheia** ☐ **Minguante** ☐ **Nova** ☐ **Crescente**

Sua amiga que também está grávida, com uma semana a menos que você, já está sentindo o bebê se mexer, mas você ainda não. Não se apavore! Cada gestação é uma gestação. Cada organismo tem seu tempo para se manifestar e, portanto, evite comparações com as outras gestantes. Saiba que é entre a 16ª e a 20ª semanas que a maioria das grávidas começam a sentir as primeiras reviravoltas do bebê no ventre. Portanto, você ainda tem tempo pela frente...

Sua saúde física ______

Suas emoções ______

Algo especial para contar? ______

Dia 117

DATA 12 / ______ / ______ **LUA** ☐ **Cheia** ☐ **Minguante** ☐ **Nova** ☐ **Crescente**

Você já se matriculou num curso para grávidas? Pense nisso, porque vale a pena. A troca de experiências com outras mulheres que estão passando pelo mesmo momento que você é importante e muito interessante. O curso de *yoga* para gestantes pode ser feito desde o primeiro mês de gravidez, mas apenas com profissionais especializados em trabalho personalizado para grávidas. E há outros em que você pode se matricular a qualquer época – sozinha ou com seu companheiro –, nos quais assiste a palestras, recebe dicas para viver bem sua gestação, conhece os tipos de parto, aprende a cuidar do bebê e muito mais!

Sua saúde física ______

Suas emoções ______

Algo especial para contar? ______

Dia 118

DATA 13 / ____ / ____ **LUA** ☐ **Cheia** ☐ **Minguante** ☐ **Nova** ☐ **Crescente**

Seu filho, agora, adora segurar seu próprio cordão umbilical. Já no útero, os bebês gostam de brincar. E, na falta de um carrinho ou de uma boneca, eles se divertem puxando e agarrando o cordão. Mas não se aflija: não há perigo nisso.

____

____

Sua saúde física ____

____

____

Suas emoções ____

____

____

Algo especial para contar? ____

____

____

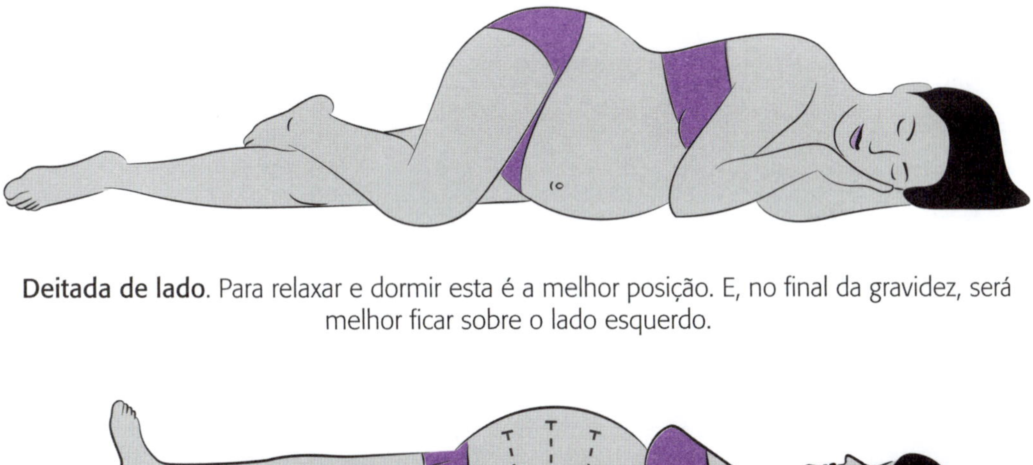

Deitada de lado. Para relaxar e dormir esta é a melhor posição. E, no final da gravidez, será melhor ficar sobre o lado esquerdo.

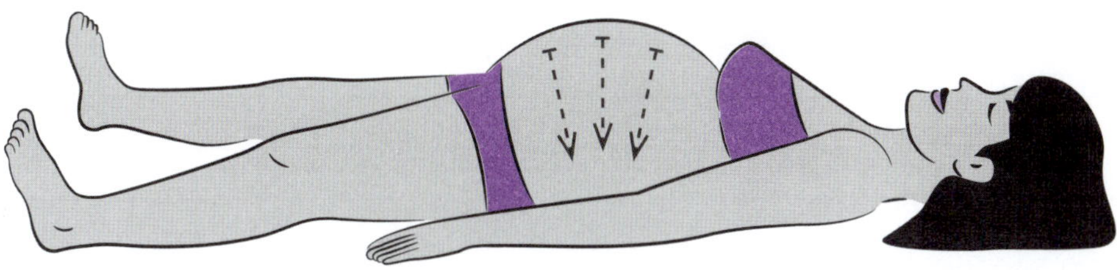

Deitada de barriga para cima. É a posição mais desagradável para algumas gestantes, o peso da barriga pode pressionar veias importantes e diminuir a sua circulação sanguínea e de seu bebê.

Dia 119

DATA 14 / ____ / ____ **LUA** ☐ Cheia ☐ Minguante ☐ Nova ☐ Crescente

Sua barriga pode estar trazendo dificuldades para você encontrar uma boa posição para dormir. Não fique chateada com isso! É apenas uma questão de se adaptar. Se você tinha o hábito de dormir de bruços, esqueça! Essa posição causa muita pressão sobre seu bebê. De barriga para cima, provavelmente você não se sentirá confortável e, além disso, o peso da barriga poderá pressionar veias importantes e diminuir a circulação sanguínea tanto para você quanto para seu bebê.

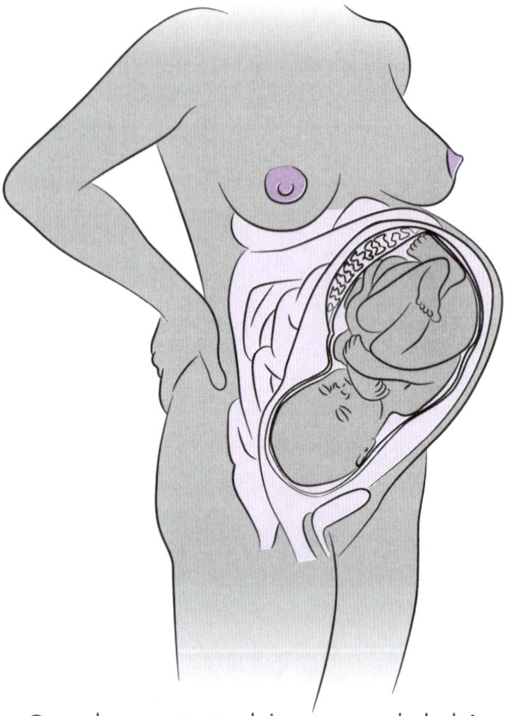

Quando a gestante deita, o peso do bebê pode pressionar veias importantes e diminuir a circulação sanguínea

Sua saúde física

Suas emoções

Algo especial para contar?

Os acontecimentos que se dão no ventre materno antes da criança nascer são tão importantes quanto a atuação dos genes.
Departamento de Epigenética da Universidade de Medicina de Harvard

SEMANA 18

Dia 120

DATA 15 / ______ / ______ **LUA** ☐ **Cheia** ☐ **Minguante** ☐ **Nova** ☐ **Crescente**

Como sua barriga ainda não cresceu muito, ao dormir você ainda pode virar-se para qualquer lado! Mas quando a barriga estiver grande, a melhor postura para você dormir será a de "decúbito lateral esquerdo": virada para o lado esquerdo. Se dormir colocando o peso de sua barriga em "decúbito dorsal" ou sobre o lado direito de seu corpo, poderá pressionar a veia cava, que é importante para devolver o sangue da parte inferior do corpo para o coração. E isso pode trazer falta de ar para você e má oxigenação para o bebê. Em grávidas hipertensas, essa regra chega a ser obrigatória.

____

____

Sua saúde física ______________________________

____

____

Suas emoções ______________________________

____

____

Algo especial para contar? ______________________________

____

____

Pesquisadores afirmam que o bebê não faz movimentos aleatórios ou desnecessários; desde o começo, cada ação tem um sentido, propósito e finalidade.

Joseph Chilton Pearce – do livro A criança mágica, *Editora Francisco Alves*

Mulheres já nascem completas, com sua sabedoria intuitiva do ser feminina e fêmea, com todas as condições e o "equipamento" necessários para trazer seus filhos à luz – e dar continuidade à presença humana no planeta. E cabe às instituições e profissionais de saúde, garantir as condições para que essa sabedoria seja exercida de forma plena, que lhes permita, e a nós, a realização desse potencial. A alegria íntima de um parto acontecido como deve e pode ser é contagiante – um bem que merece ser preservado

Daphne Rattner – Doutora em Epidemiologia pela Universidade da Carolina do Norte, EUA

Dia 121

DATA 16 / ____ / ____ **LUA** ☐ **Cheia** ☐ **Minguante** ☐ **Nova** ☐ **Crescente**

Deitada de lado, procure manter os joelhos flexionados, para compensar o peso da barriga e para se sentir mais apoiada para relaxar. Uma ótima estratégia é colocar um travesseiro entre os joelhos: isso lhe trará mais conforto e fará com que a perna de cima não pressione a de baixo. Você pode comprar almofadas próprias para acomodar o corpo da gestante na hora de dormir, à venda em lojas para produtos de bebê.

Sua saúde física

Suas emoções

Algo especial para contar?

Dia 122

DATA 17 / ____ / ____ **LUA** ☐ **Cheia** ☐ **Minguante** ☐ **Nova** ☐ **Crescente**

Aproveite para conversar cada vez mais com seu bebê. Os seus sentidos de tato e audição estão mais desenvolvidos e ele ouve todos os sons que são feitos fora da barriga. Se antes já havia uma comunicação não verbal entre vocês, agora é a hora de aprofundar este bate-papo único entre mãe e filho. Peça a seu companheiro que também converse com ele e/ou qualquer pessoa que esteja curtindo a gravidez junto de você, como sua mãe ou um filho mais velho.

Sua saúde física

Suas emoções

Algo especial para contar?

Música do coração

"Escute uma música, aquela que mais a inspire, uma música que simplesmente a leve para bem longe. E deixe que faça exatamente isso. Enquanto ouve, pense em um aspecto seu que gostaria de cultivar. Na sua imaginação, deixe a música levá-la a um mundo em que essa qualidade floresça e desabroche em você. Digamos que escolha a saúde: veja-se, então, transbordando de saúde. Veja-se tão radiante que, por onde quer que passe, multidões dançam com exuberante saúde, graças a você. Que emoção para o neném!"

De ventre em popa, de Laura Uplinger

Dia 123

DATA 18 / ______ / ______ **LUA** ☐ **Cheia** ☐ **Minguante** ☐ **Nova** ☐ **Crescente**

Como anda seu ganho de peso? Se você acha que está comendo demais a ponto de refletir na balança, converse sobre isso com seu cuidador na próxima consulta e peça a indicação de um nutricionista para acompanhá-la daqui até o final da gravidez. Lembre-se que engordar muito agora pode deixá-la mais propensa a desconfortos (dores nas costas, prisão de ventre, hemorroidas, inchaços etc.), além de dificultar o parto e a recuperação da forma após o nascimento. Mas não inicie qualquer dieta sem que seu cuidador saiba, para não privar-se de alimentos que são importantes para você e seu bebê.

Sua saúde física

Suas emoções

Algo especial para contar?

No ventre materno, o bebê está alerta, ciente, e atento às atividades que envolvem vozes, toque e música.
David Chamberlain

Dia 124

DATA 19 / ____ / ____ **LUA** ☐ **Cheia** ☐ **Minguante** ☐ **Nova** ☐ **Crescente**

E as suas emoções, como andam? Embora o segundo trimestre seja o período mais tranquilo para a maioria das gestantes, pode ser que você esteja com as emoções um pouco tumultuadas. Afinal, não se esqueça da ação dos hormônios – sempre eles! –, que continuam a ser produzidos incessantemente dentro de você. A esta altura da gravidez, você talvez esteja enfrentando dois sentimentos naturais para quem traz um bebê crescendo no ventre: o medo e a ansiedade. É preciso aprender a tirar proveito dessas duas emoções!

Sua saúde física

Suas emoções

Algo especial para contar?

Dia 125

DATA 20 / ____ / ____ **LUA** ☐ **Cheia** ☐ **Minguante** ☐ **Nova** ☐ **Crescente**

O medo pode ser encarado como uma forma de autoproteção. Se você não tivesse medo de determinadas situações, poderia passar dos limites e acabar prejudicando a si própria e ao seu bebê. Porém, não se deixe levar por um medo exagerado. Se ficar dando atenção a tudo o que as pessoas falam, corre o risco de passar a acreditar que seu bebê vai nascer com algum problema ou que a hora do parto vai ser horrível. Não alimente esses pensamentos negativos.

Sua saúde física

Suas emoções

Algo especial para contar?

Dia 126

DATA 21 / ____ / ____ **LUA** ☐ **Cheia** ☐ **Minguante** ☐ **Nova** ☐ **Crescente**

O lado positivo da ansiedade vivida por algumas gestantes é que elas não irão deixar para a última hora a arrumação do quarto do bebê, a preparação do enxoval, a escolha da maternidade, a decisão pelo tipo de parto que deseja e a participação em cursos sobre gravidez e parto. Porém, uma gestante ansiosa demais está sempre se perguntando se tudo irá dar certo: "Será que terminarei o quarto do bebê a tempo?", "Será que conseguirei ter parto normal?", "Será que meu bebê nascerá com algum problema?". Se você anda assim, cuidado! Ficar o tempo todo pensando em possíveis problemas pode fazer com que você não viva o momento presente e o lado bom de sua gravidez, além de ser uma programação mental negativa.

Sua saúde física

Suas emoções

Algo especial para contar?

Cole aqui uma foto

Para recordar

SEMANA 19

Dia 127

DATA 22/ _____ / _____ **LUA** ☐ **Cheia** ☐ **Minguante** ☐ **Nova** ☐ **Crescente**

Há outros fatores de estresse que podem desequilibrar a paz de sua gestação: cuidar de outros filhos pequenos (que, em geral, ficam manhosos por conta da chegada do irmãozinho), lidar com um companheiro pouco compreensivo com sua situação atual, realizar as tarefas desgastantes de casa no mesmo pique de antes da gravidez e aguentar as pressões de um trabalho estressante. Mas você pode conseguir lidar com tudo isso numa boa, se adotar algumas práticas que mantiverem sua energia harmonizada e lhe proporcionem uma gravidez mais saudável.

Sua saúde física

Suas emoções

Algo especial para contar?

Comentários:

Não se preocupe, se ocupe!
Maria Martha Duque Moura – Pediatra

Grávidas ficam mais inteligentes

Não se espante se, no seu ambiente de trabalho, começar a ser tratada como se não tivesse a mesma capacidade intelectual de antes, recebendo tarefas mais fáceis para executar do que as de seus colegas. Você pode estar sendo vítima de um preconceito muito comum: o de que grávidas são menos capazes de exercitar suas mentes, porque agora vivem cansadas, cheias de desconfortos, e só pensam no bebê que irá chegar. Nessa hora, aproveite e mostre ao seu chefe os resultados de um estudo feito na Universidade Richmond, nos Estados Unidos, publicado na revista *Scientific American*: os pesquisadores descobriram que a combinação de hormônios e estímulos sensoriais produzidos pelo feto faz com que o cérebro da gestante apresente uma atividade mais intensa dos neurônios, trazendo melhorias para a capacidade de aquisição de memória. Os cientistas constataram, ainda, que a flutuação hormonal na gravidez e na amamentação provoca até o aumento dos neurônios. Com isso, ocorre uma melhora significativa na capacidade de a mulher aprender e raciocinar. Com tantos e tão ativos neurônios, a mulher deve aproveitar para ouvir belas músicas, olhar lindos quadros, assistir a peças de teatro e filmes e ler poesias. Em resumo, as mamães ficam mais inteligentes durante a gravidez e também no pós-parto. Ponto para as mulheres!

Dia 128

DATA 23 / ______ / ______ **LUA** ☐ **Cheia** ☐ **Minguante** ☐ **Nova** ☐ **Crescente**

Relaxamento, *yoga* e meditação são alguns caminhos para equilibrar suas emoções. Todos eles liberam endorfinas na corrente sanguínea, substâncias que trazem uma grande sensação de bem-estar e tranquilidade. E o melhor: quem sentirá toda essa paz não será apenas você, mas também seu bebê. Lembre-se de que tudo o que você sente seu filho percebe no ventre! Então, em vez de passar para ele nervosismo, tensão e estresse, busque essas práticas para lhe transmitir equilíbrio emocional.

Sua saúde física ______

Suas emoções ______

Algo especial para contar? ______

Dia 129

DATA 24 / ______ / ______ **LUA** ☐ **Cheia** ☐ **Minguante** ☐ **Nova** ☐ **Crescente**

Se você está esperando uma menina, saiba que a vagina, o útero e as trompas de sua filhinha já se encontram formados e na posição correta. Mas se o seu bebê é um menino, sua genitália também está toda pronta e bem perceptível.

Sua saúde física

Suas emoções

Algo especial para contar?

O pré-natal

Como foi sua quarta consulta? O que foi falado para você? O que você relatou? Conte tudo o que achar importante.

Dia 130

DATA 25 / ______ / ______ **LUA** ☐ **Cheia** ☐ **Minguante** ☐ **Nova** ☐ **Crescente**

Após um dia estressante, que tal fazer um relaxamento tradicional? Deite num local confortável e tranquilo, na melhor posição para você (mas, de preferência, de modo a não comprimir sua barriga nem a veia cava, conforme as dicas dos "dias 120 e 121"). Se quiser, coloque uma música bem suave. Sua mente, então, irá dar comandos a cada parte de seu corpo – dos pés à cabeça – para que vá relaxando lentamente. Você também pode comprar CDs de relaxamento, nos quais um narrador irá conduzir esse relaxamento.*

Sua saúde física

Suas emoções

Algo especial para contar?

Dia 131

DATA 26 / ______ / ______ **LUA** ☐ **Cheia** ☐ **Minguante** ☐ **Nova** ☐ **Crescente**

Não é apenas em casa que você pode relaxar, mas sim em qualquer lugar, a cada instante de sua vida. Quando perceber que está tensa ou travada, adquira uma postura menos rígida. Se estiver andando muito apressada, controle a velocidade do passo e comece a observar como está pisando e como está seu eixo. Descontraia o rosto fazendo caretas e relaxando: são atitudes simples capazes de mudar as pequenas tensões do dia a dia.

Sua saúde física

Suas emoções

Algo especial para contar?

* Utilize o CD do livro *Meditações para gestantes*, da autora, Editora Ground.

Relaxamento com respiração diafragmática

- Deite-se com a barriga para cima, mantendo pernas e braços afastados. Sinta-se relaxando dos pés à cabeça, sentindo que ossos e músculos estão ficando pesados. (Quando a sua barriga já estiver grande, a ponto de essa posição lhe incomodar, vire-se de lado.)

- Dobre as pernas, mantendo os pés afastados, e apoie um joelho no outro. Coloque as mãos sobre o umbigo, formando um triângulo ao unir os polegares e os indicadores. Faça a respiração diafragmática: ao inspirar, a barriga dilata; ao expirar, ela se contrai. (Se quiser, quando o ar estiver entrando, mentalize que está trazendo saúde e paz para o seu bebê; quando o ar estiver saindo, que está levando com ele tudo o que possa fazer mal a seu filho.)

- Fique nessa posição, fazendo a respiração diafragmática o tempo que quiser. Depois, volte devagar à posição inicial e vá mexendo lentamente os pés e as mãos, até despertar o corpo todo, espreguiçando-se.

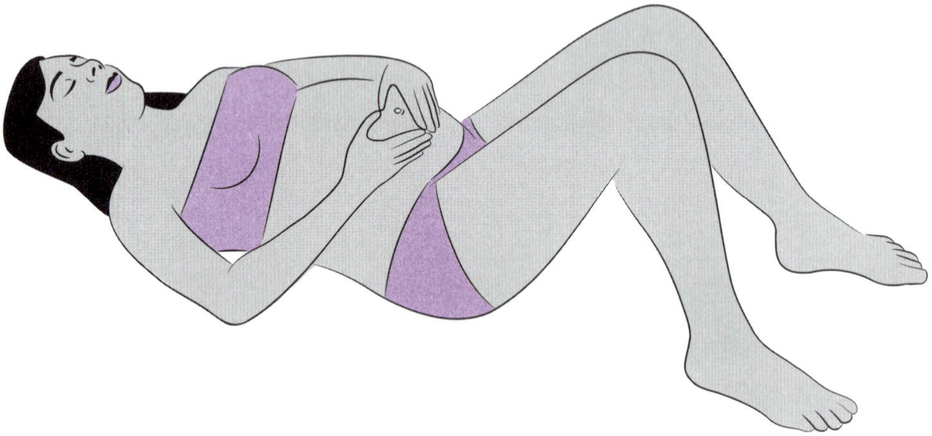

Deitada, em relaxamento, fazendo a respiração diafragmática.

Dia 132

DATA 27 / ______ / ______ **LUA** ☐ Cheia ☐ Minguante ☐ Nova ☐ Crescente

A sua maior aliada para relaxar será a sua respiração. Respirar conscientemente leva ao controle emocional. Assim, quando estiver fazendo seus exercícios de relaxamento em casa, ou nos momentos do cotidiano, preste bastante atenção ao seu corpo e respire profundamente algumas vezes. Outra respiração muito relaxante é a diafragmática.

Sua saúde física

Suas emoções

Algo especial para contar?

Dia 133

DATA 28 / ______ / ______ **LUA** ☐ Cheia ☐ Minguante ☐ Nova ☐ Crescente

Você pode associar ao relaxamento o trabalho de programação mental. Você já deve ter ouvido falar que nossa mente tem poder, não é mesmo? Então, nada de ficar pensando em coisas ruins, do tipo "Eu pintei meu cabelo sem saber que estava grávida e acho que vai fazer mal ao meu bebê". Quando estiver relaxada, crie na sua mente imagens de você tendo um parto ótimo, de seu bebê cheio de saúde e da amamentação ocorrendo de maneira maravilhosa.

Sua saúde física

Suas emoções

Algo especial para contar?

SEMANA 20

Dia 134

DATA 29 / ______ / ______ **LUA** ☐ **Cheia** ☐ **Minguante** ☐ **Nova** ☐ **Crescente**

Parabéns! Você chegou à metade aproximada de sua gestação – porque seu bebê poderá nascer entre a 38ª e 42ª semanas. Em geral, seu útero estará agora na altura de seu umbigo e sua barriga ganha uma forma cada vez mais arredondada. Nas ruas, ninguém mais deixará de perceber que você está grávida.

Sua saúde física

Suas emoções

Algo especial para contar?

Seu bebê aprende a associar impulsos sensoriais a sentimentos e identifica aqueles que trazem nutrição e calor e aqueles que passam uma sensação tóxica. O aprendizado da vida claramente se inicia antes do nascimento.

Deepak Chopra – Médico e filósofo

Durante a gestação, o sangue da mãe veicula até seu ventre a bioquímica de seus pensamentos, sentimentos e emoções; estes contribuem na formação do neném.
Omraam Mikhaël Aïvanhov

Dia 135

DATA 30 / _____ / ______ **LUA** ☐ **Cheia** ☐ **Minguante** ☐ **Nova** ☐ **Crescente**

Tome cuidado com as frases que você diz. Assim como a mente, as palavras também têm força! Evite ficar falando para as pessoas à sua volta: "Acho que não conseguirei ter o parto que desejo!". Afirme sempre coisas positivas! Você pode até mesmo repeti-las para si própria, diante do espelho. E também escrever várias vezes frases que expressem tudo de bom que você deseja para sua gravidez, seu parto e seu filho.

Sua saúde física

Suas emoções

Algo especial para contar?

Dia 136

DATA 31 / _____ / ______ **LUA** ☐ **Cheia** ☐ **Minguante** ☐ **Nova** ☐ **Crescente**

As glândulas da pele de seu bebê começam agora a secretar uma substância esbranquiçada, chamada vernix. Sua função é proteger a pele do líquido amniótico. Quando seu filho nascer, ele ainda poderá estar coberto pelo vernix.

Sua saúde física

Suas emoções

Algo especial para contar?

Dia 137

DATA 01 / ______ / ______ LUA ☐ Cheia ☐ Minguante ☐ Nova ☐ Crescente

Seu filho, agora, já é dotado de visão, audição, paladar, tato e olfato perfeitamente desenvolvidos. E o sistema nervoso está criando conexões de células bastante avançadas.

Sua saúde física

Suas emoções

Algo especial para contar?

Atenção: No quinto ou sexto mês de gravidez, é importante fazer uma nova consulta ao dentista. Se você estiver apresentando sangramentos de gengiva, vá imediatamente!

Dia 138

DATA 02 / ______ / ______ LUA ☐ Cheia ☐ Minguante ☐ Nova ☐ Crescente

Como andam os preparativos para a chegada do bebê? Está certo que ainda falta metade do caminho para o parto, mas é justamente agora, quando você se sente mais bem-disposta e menos pesada, que deve aproveitar para percorrer lojas em busca dos melhores preços, podendo comprar o enxoval e os móveis do bebê com calma.

Sua saúde física

Suas emoções

Algo especial para contar?

Dia 139

DATA _____ / _____ / _____ **LUA** ☐ **Cheia** ☐ **Minguante** ☐ **Nova** ☐ **Crescente**

Quanto ao enxoval, contabilize exatamente o que precisará comprar, lembrando-se que você irá ganhar muitos presentes, sobretudo se este é seu primeiro filho. Se for o segundo, provavelmente terá guardado algumas peças de roupa, toalhas, lençóis e até mesmo o carrinho e o berço para usar futuramente com o irmãozinho – e o futuro chegou! Também não se acanhe de receber roupinhas dadas por suas amigas, irmãs ou cunhadas que já tiveram filhos. Mesmo que você tenha dinheiro suficiente para comprar tudo novo, esses são gestos de carinho que elas estão tendo para com você e seu filho. (Ao final de seu diário, há uma listagem com os itens principais do enxoval.)

Sua saúde física

Suas emoções

Algo especial para contar?

Você usa lentes de contato?

Se você usa lentes de contato, pode ser que, a partir do meio da gestação, passe a achá-las inadequadas. Isso ocorre por causa do estrogênio! Assim como todo o corpo pode inchar, o globo ocular também. E isso altera sua curvatura, afetando o posicionamento das lentes de contato e prejudicando a visão. Talvez o melhor, agora, seja guardá-las e só voltar a usar depois do parto. Saiba que não é necessário comprar lentes de contato de outro grau.

Comentários:

Dia 140

DATA ______ / ______ / ______ **LUA** ☐ **Cheia** ☐ **Minguante** ☐ **Nova** ☐ **Crescente**

O importante, acima de tudo, é que você evite o consumismo em relação a seu filho. Grávidas têm a tendência de querer comprar tudo o que veem pela frente. Mas como os bebês crescem rápido demais, não chegam a sequer usar algumas peças de roupa que estão em sua cômoda. Quando você decide vesti-las nele, já estão pequenas! Embora seu filho ainda não tenha um profundo entendimento das coisas, comece desde agora a lhe dar o exemplo de que o excesso de consumo não é saudável. E o meio ambiente agradece! O que mais vale é o tanto de presença, amor e carinho que você irá oferecer.

Sua saúde física

Suas emoções

Algo especial para contar?

Os preparativos para a chegada do bebê

Como está sendo a escolha das peças para o enxoval de seu filho? Você ganhou muitas coisas ou está tendo que comprar quase tudo? Qual a cor que predomina nas roupinhas? E o quartinho dele? Comprou móveis novos ou reciclou? Que cor escolheu para o quarto? Como será a decoração? Conte tudo aqui!

SEMANA 21

Dia 141

DATA ______ / ______ / ______ **LUA** ☐ **Cheia** ☐ **Minguante** ☐ **Nova** ☐ **Crescente**

Quanto aos itens mais caros do enxoval, como carrinhos e cadeiras para o carro, vale a pena esperar as feiras de gestantes e bebês que acontecem em todo o Brasil para encontrar os melhores preços. Nessas feiras, há grandes pechinchas. Fique atenta aos calendários divulgados na internet para saber quando haverá uma em sua cidade. Mas atenção: os prazos de entrega costumam ser demorados e você poderá vir a se aborrecer. Compre, sobretudo, o que você pode levar na hora.

Sua saúde física

Suas emoções

Algo especial para contar?

Água de beber

"Num momento de sede, encha um copo de água e beba bem devagar, saboreando e com reverência. A água é mãe da vida, o primeiro alimento de todos. Sinta a água entrando e transformando você, vindo a ser você e seu neném. Viaje pela água aos primórdios da vida. Maravilhe-se com esse beber: a água, você e o neném estão tecendo vida."

De ventre em popa, de Laura Uplinger

Nossa mais elevada tarefa deve ser a de formar seres humanos livres, que sejam capazes de, por si mesmos, encontrar propósito e direção para suas vidas.

Rudolf Steiner – Filósofo

Dia 142

DATA ______ / ______ / ______ **LUA** ☐ **Cheia** ☐ **Minguante** ☐ **Nova** ☐ **Crescente**

Tome cuidado com a arrumação do quarto do bebê. Se você fizer obra em sua casa por conta dele, prefira morar com algum parente enquanto os pedreiros trabalham, para evitar o excesso de poeira e de barulho e o estresse causado pelo entra e sai de pessoas. Se for apenas pintar as paredes, opte pelas tintas atóxicas e sem cheiro. Caso vá reciclar algum móvel antigo, o melhor é contratar alguém para isso, para não se esforçar lixando a madeira e não inalar as tintas fortes. E, na hora de montar os móveis e acomodá-los no cômodo, peça ajuda para não ultrapassar seus limites físicos.

Sua saúde física ______

Suas emoções ______

Algo especial para contar? ______

Dia 143

DATA ______ / ______ / ______ **LUA** ☐ **Cheia** ☐ **Minguante** ☐ **Nova** ☐ **Crescente**

Sua barriga, a partir de agora, crescerá cerca de um centímetro por semana. Repare que, nas consultas de pré-natal, o cuidador sempre mede o tamanho do seu útero com o auxílio de uma fita métrica sobre seu abdome. Com o avanço dessa medida mês a mês, ele irá avaliar se o seu bebê está crescendo direitinho.

Sua saúde física ______

Suas emoções ______

Algo especial para contar? ______

Dia 144

DATA ______ / ______ / ______ **LUA** ☐ **Cheia** ☐ **Minguante** ☐ **Nova** ☐ **Crescente**

A partir desta semana (até, no máximo, a 24ª), se for seu desejo, você provavelmente fará a ultrassonografia morfológica, que avalia detalhadamente cada estrutura de seu filho. Aproveite e chame seu companheiro (ou alguém que esteja curtindo a gravidez com você) para presenciar essas cenas emocionantes da vida intrauterina. Se quiser, pode até gravar em DVD.

Sua saúde física

Suas emoções

Algo especial para contar?

Dia 145

DATA ______ / ______ / ______ **LUA** ☐ **Cheia** ☐ **Minguante** ☐ **Nova** ☐ **Crescente**

Seu filho está treinando o aparelho digestivo, para que funcione perfeitamente quando nascer. Como? Engolindo a água, que contém o líquido amniótico, e mandando restos para o intestino grosso trabalhar. Por conta disso, ele pode até ter soluços. E você irá notar isso do lado de fora...

Sua saúde física

Suas emoções

Algo especial para contar?

Dia 146

DATA ______ / ______ / ______ **LUA** ☐ **Cheia** ☐ **Minguante** ☐ **Nova** ☐ **Crescente**

Algumas mulheres que não eram hipertensas antes da gravidez podem vir a desenvolver problemas chamados toxemina gravídica (conhecido, anteriormente, por pré-eclâmpsia) e eclâmpsia. A toxemia gravídica pode se manifestar a partir da segunda metade da gravidez, levando à hipertensão arterial, retenção de líquidos e presença de proteína na urina. Se for grave, afeta o bebê, porque restringe a circulação sanguínea para a placenta. Se não for tratada, evolui para eclâmpsia.

Sua saúde física

Suas emoções

Algo especial para contar?

Dia 147

DATA ______ / ______ / ______ **LUA** ☐ **Cheia** ☐ **Minguante** ☐ **Nova** ☐ **Crescente**

Embora a toxemia gravídica não seja um acontecimento rotineiro nas gestações, é preciso ficar atenta se observar aumento de sua pressão arterial e formação de inchaços constantes. Comunique logo a seu cuidador – mesmo que não esteja próximo de sua consulta pré-natal –, porque, quando detectada precocemente, é muito mais fácil tratá-la.

Sua saúde física

Suas emoções

Algo especial para contar?

SEMANA 22

Dia 148

DATA ______ / ______ / ______ **LUA** ☐ **Cheia** ☐ **Minguante** ☐ **Nova** ☐ **Crescente**

A toxemia gravídica pode ser prevenida. Em primeiro lugar, reduza bastante o consumo de alimentos com excesso de sal e que sejam hipertensivos (tudo o que contém cafeína, carnes salgadas etc.). Não se sobrecarregue no trabalho e procure, sempre que possível, descansar bastante. E faça de tudo para manter seu controle emocional (excesso de emoções negativas aumentam sua pressão arterial).

Sua saúde física

Suas emoções

Algo especial para contar?

Comentários:

A única e a maior das revoluções possíveis na sombria história dos homens não é a de seus cegos governos, mas na maneira como estes desditosos são acolhidos no nascimento e como terão sido concebidos e gerados.

Frédérick Leboyer – do livro Se me contassem o parto, *da Editora Ground*

Dia 149

DATA _____ / _____ / _____ **LUA** ☐ **Cheia** ☐ **Minguante** ☐ **Nova** ☐ **Crescente**

Ao contrário da prevenção da pressão alta, na qual há necessidade de se evitar comidas muito salgadas, há uma outra ameaça à gravidez que pede não exagerar no consumo de doces, sobretudo para quem tem casos de diabetes na família: o diabetes gestacional. Quando esse problema ocorre, há tratamento eficaz para não colocar a criança e a mãe em risco. Em geral, no diabetes gestacional, o bebê cresce muito, fazendo com que o obstetra opte pela cesárea. O melhor, portanto, é prevenir, para que possa acontecer o parto normal e para evitar que a gestante precise tomar medicamentos e seguir uma dieta rigorosa ao longo da gravidez. Em vez de açúcar nos alimentos, aconselho salpicar o cotidiano de alegria!

Sua saúde física

Suas emoções

Algo especial para contar?

Dia 150

DATA _____ / _____ / _____ **LUA** ☐ **Cheia** ☐ **Minguante** ☐ **Nova** ☐ **Crescente**

O desenvolvimento das unhas, dos cílios e das sobrancelhas de seu filho está concluído. E o cérebro de seu bebê está a toda! Desenvolve-se aceleradamente, formando as inúmeras conexões neurais.

Sua saúde física

Suas emoções

Algo especial para contar?

Dia 151

DATA ______ / ______ / ______ **LUA** ☐ **Cheia** ☐ **Minguante** ☐ **Nova** ☐ **Crescente**

Se você estiver esperando um menino, é agora que os testículos descem para a bolsa escrotal.

Sua saúde física

Suas emoções

Algo especial para contar?

Dia 152

DATA ______ / ______ / ______ **LUA** ☐ **Cheia** ☐ **Minguante** ☐ **Nova** ☐ **Crescente**

Você dirige? Então atenção com o uso de cinto de segurança! Embora sua barriga esteja começando a ficar grande, você não pode abrir mão dele. Mas precisa tomar cuidado para que o bebê não fique pressionado. A faixa abdominal do cinto deve passar abaixo de sua barriga, sem estar frouxa ou apertada demais. Já a faixa transversal precisa ser ajustada no meio do ombro. Não a deixe posicionada sobre o pescoço.

Sua saúde física

Suas emoções

Algo especial para contar?

Cuidados da grávida ao volante

- Em geral, é aconselhável que você dirija apenas até o oitavo mês de gravidez. Se apresentar algum problema de saúde, como pressão alta, dor lombar, tonturas ou enjoos, talvez precise parar antes.
- Quando a sua barriga estiver bem grande, nem sempre é bom que você dirija porque suas pernas possivelmente precisarão ficar muito abertas, diminuindo o reflexo de frenagem.
- Deixe o banco na posição certa, porque a inclinação excessiva dificulta o correto ajuste do cinto no corpo e reduz o trabalho de absorção do impacto do *air-bag* em caso de acidente.
- Mantenha o abdome afastado do volante, para minimizar o trauma sobre o bebê, se acontecer uma batida mais forte.

Dia 153

DATA ______ / ______ / ______ **LUA** ☐ **Cheia** ☐ **Minguante** ☐ **Nova** ☐ **Crescente**

Com o crescimento de sua barriga, pode vir a surgir um novo desconforto: a dor nas costas, principalmente na região lombar. Mas você também pode preveni-la! Em primeiro lugar, fique atenta à sua postura. Procure manter o seu eixo e a coluna alinhada. À medida que a barriga e seus seios forem aumentando, a tendência é compensar esse peso jogando as nádegas para trás. Se fizer isso, poderá sentir dor lombar. O ideal é manter o quadril sempre encaixado.

Sua saúde física

Suas emoções

Algo especial para contar?

Dia 154

DATA ______ / ______ / ______ **LUA** ☐ Cheia ☐ Minguante ☐ Nova ☐ Crescente

Para poupar sua coluna, procure não ficar muito tempo na mesma posição. Quando isso for inevitável, espreguice-se para se alongar.

Sua saúde física

Suas emoções

Algo especial para contar?

Coluna da mulher é mais curvada

Segundo um estudo realizado por cientistas das Universidades do Texas e de Harvard, publicado na revista britânica *Nature*, homens e mulheres apresentam diferença em relação à coluna vertebral: a coluna feminina é mais curvada, para suportar melhor a gravidez. Eles explicam que essa distinção se situa na parte baixa das costas, na região lombar, onde as vértebras fazem uma curva para amortecer o peso do corpo que caminha sobre os pés. No caso das mulheres, essa curva se estende ao longo de um maior número de vértebras, a fim de minimizar os danos que a coluna idêntica à dos homens poderia lhes trazer, porque elas precisariam inclinar a coluna para trás para contrabalançar o peso do bebê no útero. Além disso, as articulações das vértebras lombares são maiores nas mulheres e apresentam um ângulo diferente às das masculinas. Os cientistas revelam que a coluna das mulheres é fruto de uma adaptação acontecida há 2 bilhões de anos. Se essa adaptação não tivesse ocorrido, a gravidez seria uma carga muito pesada para os músculos dos ombros, causando danos e fadiga e, naquela época, diminuiria a capacidade de as mulheres buscarem comida e escaparem de predadores.

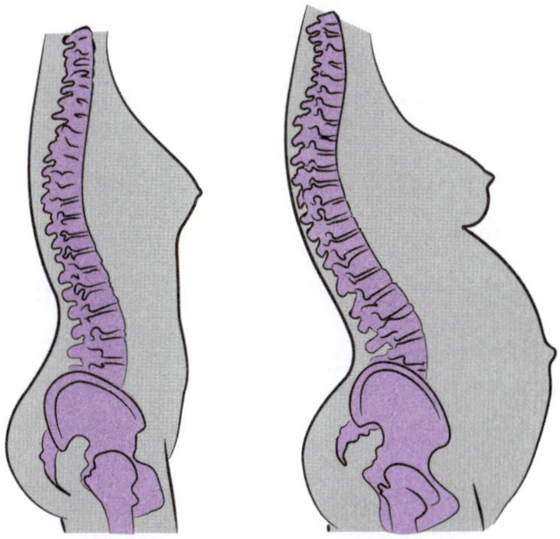

Mulher não grávida — Como fica a coluna da grávida

SEMANA 23

Dia 155

DATA ______ / ______ / ______ **LUA** ☐ **Cheia** ☐ **Minguante** ☐ **Nova** ☐ **Crescente**

Fazer exercícios de alongamento, sob a supervisão de um profissional, é outra atividade liberada para as gestantes. E é uma excelente prática para prevenir dores nas costas! Porém, como com qualquer exercício, pergunte antes a seu cuidador se você pode fazer sem riscos.

Sua saúde física

Suas emoções

Algo especial para contar?

O pré-natal

Como foi sua quinta consulta? O que foi falado? O que você relatou? Conte tudo o que achar importante.

Dia 156

DATA ______ / ______ / ______ **LUA** ☐ **Cheia** ☐ **Minguante** ☐ **Nova** ☐ **Crescente**

Se você estiver com dor nas costas, um bom alívio é recorrer a massagens com óleos vegetais feitas por um profissional ou por seu próprio companheiro. Sozinha, você também pode massagear sua coluna: deite-se no chão, sobre uma bolinha de tênis, fazendo movimentos sobre ela na altura do quadril e da lombar. E para controlar a dor, você pode aplicar cautelosamente compressas quentes sobre a região, se estiver sem restrições.

Sua saúde física ______

Suas emoções ______

Algo especial para contar? ______

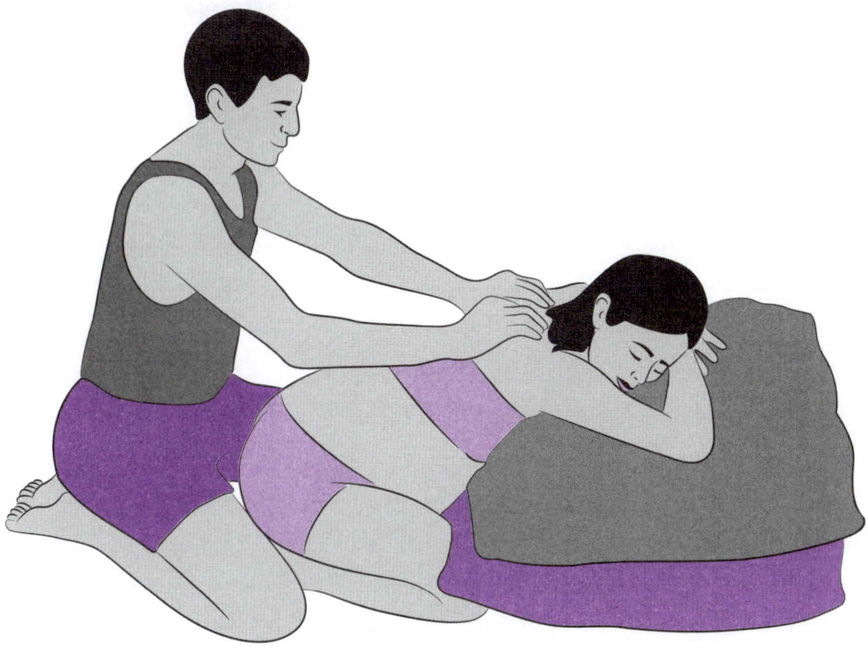

Encontre uma posição confortável que facilite receber a massagem

Dia 157

DATA ______ / ______ / ______ **LUA** ☐ **Cheia** ☐ **Minguante** ☐ **Nova** ☐ **Crescente**

Agora seu filho tem uma aparência bem parecida com a qual ele irá nascer. Porém, ainda está muito magrinho e sua pele se encontra toda enrugadinha. Mas ele está ganhando peso a cada dia!

Sua saúde física

Suas emoções

Algo especial para contar?

Dia 158

DATA ______ / ______ / ______ **LUA** ☐ **Cheia** ☐ **Minguante** ☐ **Nova** ☐ **Crescente**

Os lábios de seu bebê já estão formados, assim como seus olhos. Só que a íris ainda não apresenta cor... Continue, então, na expectativa: será que seu filho terá a cor dos seus olhos ou herdará a cor dos do pai, do avô ou da avó?

Sua saúde física

Suas emoções

Algo especial para contar?

Dia 159

DATA ______ / ______ / ______ **LUA** ☐ **Cheia** ☐ **Minguante** ☐ **Nova** ☐ **Crescente**

À medida que sua gravidez vai avançando – sobretudo mais para o final –, é muito comum que você venha a apresentar um pouco de anemia. Ela pode ser prevenida (e combatida!) se você incluir alimentos ricos em ferro na sua dieta diária. Desde agora, então, passe a comer mais raízes (principalmente beterraba), todos os legumes, frutas e verduras vermelhas, folhas verde-escuras, brotos, melado da cana-de-açúcar, caldo de cana e, em lugar do açúcar branco, o mascavo.

Sua saúde física ______

Suas emoções ______

Algo especial para contar? ______

Dia 160

DATA ______ / ______ / ______ **LUA** ☐ **Cheia** ☐ **Minguante** ☐ **Nova** ☐ **Crescente**

Para afastar a anemia, também há uma fruta deliciosa e bastante refrescante: o açaí. Ele é uma fonte incrível de ferro! Em casas de sucos, você pode pedir o açaí (sem a adição de guaraná) na tigela e se deliciar, como se fosse um sorvete. Mas como é uma fruta muito calórica, consuma com moderação.

Sua saúde física ______

Suas emoções ______

Algo especial para contar? ______

Dia 161

DATA ______ / ______ / ______ **LUA** ☐ **Cheia** ☐ **Minguante** ☐ **Nova** ☐ **Crescente**

Em casa, você também pode tomar diariamente meio copo de um suco que, certamente, vai elevar seus níveis de ferro no organismo: passe por uma centrífuga beterraba e espinafre crus e depois misture ao suco de laranja (fonte de vitamina C, que ajuda na absorção do ferro). É muito saboroso e menos calórico que o açaí.

Sua saúde física

Suas emoções

Algo especial para contar?

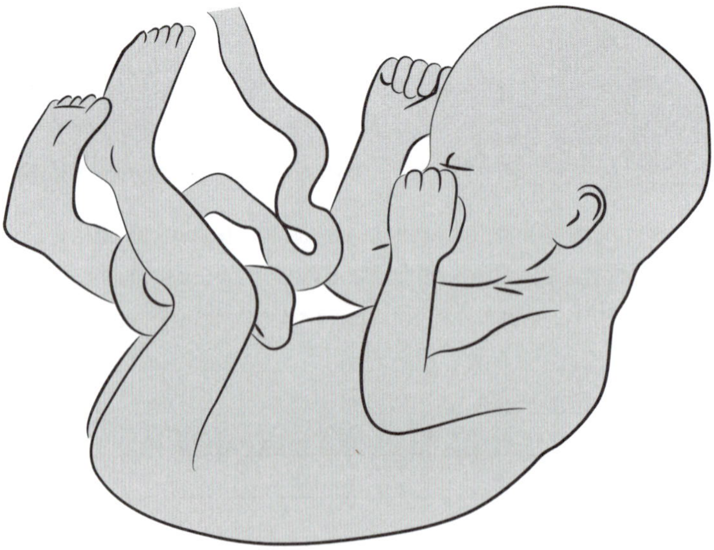

Como o bebê tem muito espaço, ele varia muito de posições ainda

SEMANA 24

Dia 162

DATA ______ / ______ / ______ **LUA** ☐ **Cheia** ☐ **Minguante** ☐ **Nova** ☐ **Crescente**

O seu útero, agora, está grande o suficiente para ultrapassar a altura de seu umbigo. Com isso, talvez aconteça um detalhe: ele pode se projetar para fora da barriga. Não fique aflita, porque isso é bastante normal. Acontece com a maioria das grávidas. E, depois do parto, ele volta ao normal.

____

____

Sua saúde física ______________________________

____

____

Suas emoções ______________________________

____

____

Algo especial para contar? ______________________________

____

____

> Os hormônios maternos regulam a expressão dos genes no cérebro fetal; mudanças agudas nesses hormônios provocam câmbios na expressão genética do cérebro fetal que perduram até a idade adulta.
>
> *Allan Schore, Ph.D.*

Comentários:

____

____

____

____

Vossos filhos não são vossos filhos. São os filhos e as filhas da ânsia da vida por sí mesma.
Khalil Gibran

Dia 163

DATA ______ / ______ / ______ **LUA** ☐ **Cheia** ☐ **Minguante** ☐ **Nova** ☐ **Crescente**

Outro detalhe que pode fazer com que você ache sua barriga de grávida menos atraente é o aparecimento da "linha nigra", linha escura que vai do estomago até a região pubiana. Ela se deve ao aumento da pigmentação na pele, por conta da ação dos hormônios. Não se menospreze se essa linha surgir: olhe para as outras grávidas e veja que a maioria também tem a sua! Ela demora um tempinho para desaparecer, podendo manter-se em sua pele por cerca de seis meses a um ano após o parto, ainda que bem mais discreta do que quando sua barriga estava grande.

Sua saúde física ______________________________

Suas emoções ______________________________

Algo especial para contar? ______________________________

Dia 164

DATA ______ / ______ / ______ **LUA** ☐ **Cheia** ☐ **Minguante** ☐ **Nova** ☐ **Crescente**

Não é só a sua barriga que ganha um novo tom de pele por conta da linha nigra. Você já deve ter observado que os seus mamilos e até mesmo suas axilas e sua vulva encontram-se mais escuros. A explicação é a mesma: a ação dos hormônios provoca um aumento da pigmentação da pele. Relaxe... isso também irá passar. Após o parto, e ao longo da amamentação, pouco a pouco recuperarão a tonalidade original.

Sua saúde física ______________________________

Suas emoções ______________________________

Algo especial para contar? ______________________________

Dia 165

DATA ______ / ______ / ______ **LUA** ☐ **Cheia** ☐ **Minguante** ☐ **Nova** ☐ **Crescente**

Durante a noite, você também poderá ser surpreendida por um doloroso desconforto: as câimbras. Esses espasmos musculares costumam atingir os pés, as panturrilhas e as coxas das grávidas, principalmente aquelas que passam muito tempo em pé ou, ao contrário, que estão sedentárias. Também pode ser sinal de uma carência de cálcio, potássio e outros sais minerais. No momento da dor, você poderá aliviar as câimbras se flexionar o pé em direção ao tornozelo ou se esticar a perna. Mas se as dores forem muito fortes e frequentes, converse com o seu cuidador para que ele lhe aconselhe o que fazer.

Sua saúde física

Suas emoções

Algo especial para contar?

Dia 166

DATA ______ / ______ / ______ **LUA** ☐ **Cheia** ☐ **Minguante** ☐ **Nova** ☐ **Crescente**

As câimbras também podem ser prevenidas. O uso de meia-calça de média e baixa compressão durante o dia pode ajudar a evitá-las. Se você passa muito tempo em pé, alterne períodos em pé com outros sentada. E, se for sedentária, comece a praticar leves caminhadas, durante cerca de 20 minutos, três vezes ao dia.

Sua saúde física

Suas emoções

Algo especial para contar?

Árvore de Comunhão

"Caminhe entre árvores e escolha uma delas para ser sua amiga. Toque-a com alegria e reverência: ela é feita das energias do sol, da terra e das chuvas. Recoste-se na árvore com a mão direita sobre sua barriga. Coloque a mão esquerda nas costas, a palma voltada para o tronco. Peça à árvore para compartir energias com seu bebê e com você. Sinta a intensidade das correntes de energia fluindo. Depois, abrace calorosamente a árvore, em agradecimento."

De ventre em popa, de Laura Uplinger

Dia 167

DATA ______ / ______ / ______ **LUA** ☐ **Cheia** ☐ **Minguante** ☐ **Nova** ☐ **Crescente**

Você encontrará na alimentação grandes aliados para prevenir e combater as câimbras. Aumente o consumo de alimentos ricos em potássio (banana, damasco, nozes, sementes de girassol, tomate e frutas cítricas), cálcio (soja e seus derivados, alface, aveia, salsa, salsão, beterraba, batata-doce, cebola, couve, espinafre, laranja, milho etc.) e sais minerais (frutas e legumes variados).

Sua saúde física

Suas emoções

Algo especial para contar?

Quando você dedica uns cinco minutos por dia para pensar bons pensamentos, ouvir sua música predileta ou se cuidar do jeito que preferir, seu carinho se amplia e passa a fazer parte do organismo físico de seu filho para o resto da vida. Cinco minutos de carinho por dia durante a gestação geram anos e mais anos de bem-estar.

Laura Huxley

Dia 168

DATA ______ / ______ / ______ **LUA** ☐ **Cheia** ☐ **Minguante** ☐ **Nova** ☐ **Crescente**

Outro acontecimento que pode tumultuar o sono noturno: grávidas sonham muito! Mais do que o normal, segundo um estudo feito pelo Instituto de Psicologia da Universidade de São Paulo. E a maioria desses sonhos reflete suas preocupações com o bebê e o parto. Não raro, sonham que ele está nascendo com algum problema ou que ela irá morrer no parto. Não se assuste com esses sonhos... Eles são apenas isso: sonhos! Estando acordada, lembre-se de conversar com seu bebê, afastando seus medos, e de fazer exercícios de mentalização nos quais vê seu filho saudável e o parto acontecendo maravilhosamente bem.

Sua saúde física

Suas emoções

Algo especial para contar?

O pré-natal

Como foi sua sétima consulta? O que foi falado? O que você relatou? Conte tudo o que achar importante.

SEMANA 25

Dia 169

DATA ______ / ______ / ______ **LUA** ☐ Cheia ☐ Minguante ☐ Nova ☐ Crescente

Seu filho agora apresenta medidas proporcionais e está crescendo rapidamente. Mas sua gordura corporal ainda é pouca. O espaço em seu ventre começa a ficar pequeno para o bebê...

Sua saúde física

Suas emoções

Algo especial para contar?

Você tem conversado com seu bebê?

O que você imagina que ele sente durante essas conversas? O que você acha que ele responderia, se pudesse?

Dia 170

DATA ______ / ______ / ______ **LUA** ☐ **Cheia** ☐ **Minguante** ☐ **Nova** ☐ **Crescente**

Com o crescimento acelerado de seu filho, sua barriga também dará um salto de tamanho, numa velocidade incrível, ou seja, sua pele ainda vai esticar bastante e mais rapidamente. Se você vinha esquecendo de aplicar seu óleo de amêndoas doce ou outro hidratante, não deixe de fazer isso agora. Redobre a hidratação da pele da barriga, porque as chances de aparecimento de estrias aumentaram.

Sua saúde física ______

Suas emoções ______

Algo especial para contar? ______

Dia 171

DATA ______ / ______ / ______ **LUA** ☐ **Cheia** ☐ **Minguante** ☐ **Nova** ☐ **Crescente**

Para lhe trazer mais conforto, você pode começar a usar uma faixa de gravidez e contenção abdominal, à venda em lojas de produtos para gestantes e bebês. Ela é como um cinto de elástico grosso – de tecido semelhante a munhequeiras – que passa pela região lombar e por baixo da barriga, sendo presa por um velcro (o que permite que você vá ajustando o tamanho correto de acordo com o crescimento da barriga). Sua função é sustentar o peso do bebê, para não forçar a sua coluna e a região pélvica.

Sua saúde física ______

Suas emoções ______

Algo especial para contar? ______

Dia 172

DATA ______ / ______ / ______ **LUA** ☐ **Cheia** ☐ **Minguante** ☐ **Nova** ☐ **Crescente**

Os alvéolos pulmonares (sacos de ar dos pulmões que devem ser capazes de permanecer abertos para se encher de ar após o nascimento) estão quase totalmente desenvolvidos e passam a produzir surfactante, uma substância que permite, justamente, que os alvéolos se mantenham abertos. Com isso, os pulmões de seu filho já seriam capazes de se adaptar à vida fora do útero, mas ainda com muita dificuldade. Se ele nascer agora, ficará numa UTI neonatal e precisará de aparelhos que o ajudem a respirar.

Sua saúde física

Suas emoções

Algo especial para contar?

Dia 173

DATA ______ / ______ / ______ **LUA** ☐ **Cheia** ☐ **Minguante** ☐ **Nova** ☐ **Crescente**

Você já percebeu que sua barriga, de vez em quando, enrijece durante cerca de 30 segundos, sem dor alguma? Não pense que está entrando em trabalho de parto! Estas são as chamadas "contrações de Braxton Hicks". Elas são normais, indolores e acontecem em intervalos irregulares. É como se fossem um treinamento do útero para o parto, que ainda está longe. Quando chegarem as verdadeiras contrações para o nascimento de seu filho, elas serão acompanhadas por desconforto e acontecerão com regularidade. Não tem como confundir!

Sua saúde física

Suas emoções

Algo especial para contar?

Os sinais de um parto prematuro

Embora a partir de agora o bebê tenha chances de sobreviver caso nasça, não é aconselhável que isso aconteça. Seus pulmões estão apenas começando a produção de surfactante, que vai aumentando à medida que ele amadurece no tempo normal de gestação. Além disso, há outros sistemas se desenvolvendo, como o cerebral. As gestantes precisam ficar atentas aos sinais de que estão entrando em trabalho de parto prematuro (antes da 38ª semana) e avisar sobre qualquer irregularidade ao cuidador. Ele saberá o que fazer para que levem a gravidez adiante o máximo de tempo possível. Os sinais de alerta são:

- cólicas parecidas com as do período menstrual, constantes ou ocasionais;
- dores constantes no baixo ventre;
- perdas de líquido amniótico e/ou de sangue;
- pressão na região pélvica, como se o bebê estivesse empurrando para baixo;
- cólicas abdominais, com ou sem diarreia;
- aumento e alteração da consistência do corrimento vaginal, sobretudo se for semelhante ao muco (parecido com clara de ovo) liberado no período fértil;
- contrações uterinas, dolorosas ou não, a cada dez minutos ou até mais frequentes.

Dia 174

DATA ______ / ______ / ______ **LUA** ☐ **Cheia** ☐ **Minguante** ☐ **Nova** ☐ **Crescente**

Alguém já virou para você e disse "Que barriga imensa! Está esperando gêmeos?" ou, ao contrário, "Nossa, você está grávida? Nem parece...". Vá se preparando para esse tipo de comentário. E, por favor, não se aborreça! As pessoas, quando veem uma grávida, têm sempre uma frase feita na ponta da língua. Algumas podem até magoá-la... (Afinal, as ações dos hormônios a deixam mais sensível!) Mas tente não dar ouvidos. Leve sua gravidez adiante com alegria e confiança, sabendo que cada organismo trabalha de um jeito. Se a sua barriga está bem maior do que a de sua colega de curso de gestantes, que está no mesmo período gestacional que o seu, não ligue. Cada uma é cada uma, mas o resultado final é o mesmo para todas: dar à luz a um lindo bebê!

Sua saúde física

Suas emoções

Algo especial para contar?

Dia 175

DATA ______ / ______ / ______ **LUA** ☐ **Cheia** ☐ **Minguante** ☐ **Nova** ☐ **Crescente**

Prepare-se, também, para que todo mundo passe a mão em sua barriga. Até mesmo aquelas senhorinhas simpáticas que estão na fila do banco e nunca viram você antes se encantam ao ficarem diante de uma gestante e não resistem a um carinho. Grávidas exercem verdadeiro fascínio sobre as pessoas, porque representam o milagre da vida, a inocência de uma criança que irá nascer. Não leve a mal, portanto, os afagos que seu bebê irá receber ainda no ventre... Mas, por outro lado, proteja-se. Você não é obrigada a aceitar carinhos de qualquer um!

Sua saúde física

Suas emoções

Algo especial para contar?

Cole aqui
uma foto sua

Para recordar

Nunca vi um obstetra fazer parto sem uma mãe, mas já vi mãe fazer parto sem obstetra.
Carla Machado - Mãe, astróloga, terapeuta floral e reichiana

SEMANA 26

Dia 176

DATA ______ / ______ / ______ **LUA** ☐ **Cheia** ☐ **Minguante** ☐ **Nova** ☐ **Crescente**

Juntamente ao amadurecimento dos pulmões de seu filho – que continuarão produzindo surfactante –, o cérebro também permanecerá trabalhando imensamente. Agora, aperfeiçoa a atividade de ondas cerebrais para os sistemas visual e auditivo.

Sua saúde física

Suas emoções

Algo especial para contar?

Fraldas de bem com o planeta!

Calcula-se que, durante os 2 primeiros anos de vida, um bebê utilize mais de 5 mil fraldas descartáveis. E todo esse plástico vai demorar cerca de 450 anos para se decompor. A ideia é ir aos poucos usando as antigas e ventiladas fraldas de pano e/ou as fraldas de pano anatômicas, parecidas com as descartáveis, todo o tempo que for possível. Será uma forma de integrar o seu filho ou filha no movimento ecológico.

Quando você ensina o seu filho, ensina também o filho do seu filho.
Talmude

Dia 177

DATA ______ / ______ / ______ **LUA** ☐ **Cheia** ☐ **Minguante** ☐ **Nova** ☐ **Crescente**

Você, a cada dia, está mais cheia de questionamentos a respeito do nascimento do seu filho. Mesmo que ainda falte um pouco para o grande dia, você está coberta de razão: toda e qualquer dúvida que tiver precisa ser esclarecida o quanto antes. Elas se referem a um momento mágico que precisa ser devidamente pensado para que as melhores decisões para você e seu bebê sejam tomadas. Em sua próxima consulta, portanto, não se acanhe de levar para o seu cuidador uma lista de perguntas. É melhor anotá-las à medida que forem surgindo, para não se esquecer de nada.

Sua saúde física

Suas emoções

Algo especial para contar?

Dia 178

DATA ______ / ______ / ______ **LUA** ☐ **Cheia** ☐ **Minguante** ☐ **Nova** ☐ **Crescente**

Se você deseja ter parto normal – e, de preferência, o mais natural possível –, pergunte ao seu cuidador, por exemplo, se ele é favorável à episiotomia de rotina. Trata-se do corte feito no períneo (região entre a vulva e o ânus), no momento do parto, visando evitar o rompimento da pele na hora da saída do bebê. Mas só para 10% das grávidas ela é necessária. O períneo pode ser protegido por algumas medidas preventivas feitas por você e pelo cuidador, sem cortes.

Sua saúde física

Suas emoções

Algo especial para contar?

Você sabe o que é doula?

É a mulher capacitada e com experiência em muitos nascimentos, que provê suporte físico, emocional e informacional contínuo à gestante e à sua família durante o trabalho de parto, o parto e o pós-parto. Ao longo da história da humanidade, elas sempre atuaram junto à parteira. Mas, agora, existem organizações que promovem a função, como a Associação Nacional de Doulas (Ando), no Brasil. Desde os anos 1980, há pesquisas apontando que um parto acompanhado por uma doula (ela não substitui o obstetra, nem qualquer outro profissional, apenas dá apoio à parturiente!) acontece de maneira mais rápida e com menos dor.

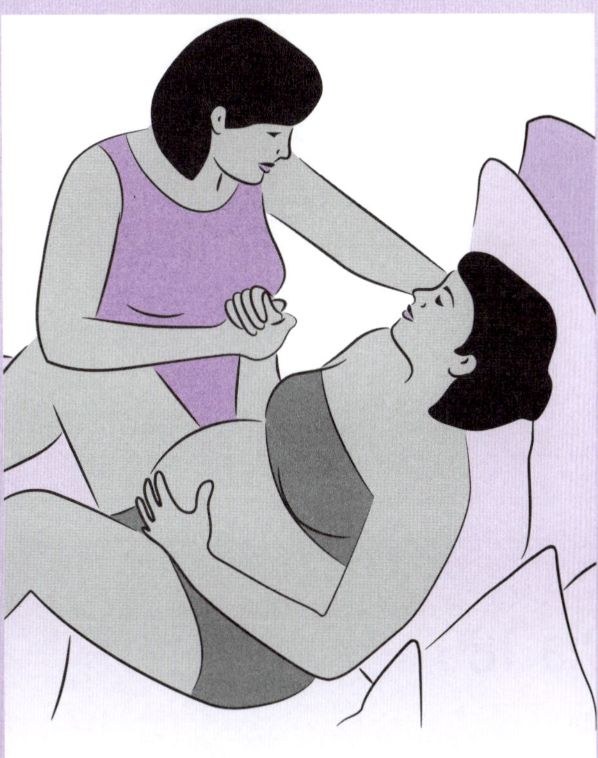

A doula dá, principalmente, o apoio carinhoso e contínuo para a parturiente

De acordo com a Organização Mundial da Saúde (OMS), "a doula fornece apoio emocional, consistindo de elogios, reafirmação, medidas para aumentar o conforto materno, contato físico, como friccionar as costas da parturiente e segurar suas mãos, explicações sobre o que está acontecendo com ela durante o trabalho [...]. O apoio reconfortante constante de uma pessoa envolvida diminuiu significativamente a ansiedade e a sensação de ter tido um parto difícil, numa avaliação feita por puérperas 24 horas após o parto." Se você desejar ser acompanhada por uma doula, entre nos sites www.institutoaurora.com.br e www.doulas.org.br para mais informações.

Dia 179

DATA ______ / ______ / ______ **LUA** ☐ **Cheia** ☐ **Minguante** ☐ **Nova** ☐ **Crescente**

Pergunte ao seu obstetra se, durante o parto, ele aceita a presença de seu companheiro ou de algum acompanhante de sua escolha. Saiba que é um direito da parturiente ser acompanhada (Lei n. 11.108) por pessoas em quem confia e com quem se sinta à vontade: seu companheiro, sua mãe, uma amiga ou uma doula. Portanto, se ele não permitir um acompanhante, desconfie... Verifique se a maternidade cumpre a lei ou se ela impede a presença do acompanhante. Comunique às ouvidorias dos órgãos competentes!

Sua saúde física ______

Suas emoções ______

Algo especial para contar? ______

Dia 180

DATA ______ / ______ / ______ **LUA** ☐ **Cheia** ☐ **Minguante** ☐ **Nova** ☐ **Crescente**

Converse com seu cuidador a respeito do uso de ocitocina e de anestesia durante o trabalho de parto. Nem sempre elas são necessárias... Peça que ele lhe explique exatamente o que são (as contraindicações e os efeitos colaterais), as indicações corretas e o que acontece quando não são empregadas.

Sua saúde física ______

Suas emoções ______

Algo especial para contar? ______

Dia 181

DATA ______ / ______ / ______ **LUA** ☐ **Cheia** ☐ **Minguante** ☐ **Nova** ☐ **Crescente**

Pergunte ao seu obstetra se ele permitirá que, logo após o parto, seu filho vá para o seu colo e você possa acolhê-lo e amamentá-lo. O contato pele a pele imediato entre a mãe e o bebê é importante por várias razões. Mas a principal, sem dúvida, é a sensação de segurança para o recém-nascido e a criação do vínculo entre ele e a pessoa de quem ele ouviu a voz por tanto tempo, conhece os ritmos, cheiros e sabores. Em relação à amamentação, o ideal é que o bebê mame logo na primeira meia hora de vida. Nos primeiros 20 minutos, o bebê adquire toda a sua flora intestinal. Ao receber o colostro nos primeiros minutos de vida, terá sua flora bem mais sadia.

____

____

Sua saúde física ______________________________

____

____

Suas emoções _________________________________

____

____

Algo especial para contar? _____________________

____

____

____

O uso de ocitocina sintética e anestesia no parto

A ocitocina é um hormônio que a parturiente produz naturalmente para provocar as contrações e levar ao nascimento do bebê. Mas, visando acelerar o trabalho de parto, boa parte dos profissionais administra hormônio sintético por via venal. Mas essa técnica pode provocar dores intensas – mais intensas do que o normal –, devendo ser usada somente nos casos de parto muito prolongado, com indicação e com analgesia.

A anestesia, no parto normal, na verdade, é uma analgesia. Se o médico der anestésicos em doses muito fortes, o trabalho de parto pode involuir e ele acabará sendo obrigado a partir para uma cesárea. A anestesia peridural, portanto, só é indicada para cesarianas. E os analgésicos só devem ser prescritos quando a mulher estiver com cerca de seis centímetros de dilatação, ou seja, quase quando o bebê já está mais próximo de nascer. Se ela aguentar mais um pouquinho, seu filho nascerá sem que precise passar pelo desconforto de receber a analgesia. Além disso, a analgesia também pode tornar o parto mais demorado ou até provocar uma parada de progressão, levando a uma indicação de cesárea, bem como pode facilitar se tiver indicação.

Dia 182

DATA ______ / ______ / ______ **LUA** ☐ **Cheia** ☐ **Minguante** ☐ **Nova** ☐ **Crescente**

De acordo com a conversa que tiver com o seu cuidador, na qual você levará todas as suas dúvidas por escrito (como as relacionadas nos dias 178 a 181), poderá decidir se quer continuar sendo acompanhada por ele ou não. Caso ele seja desfavorável ao tipo de parto que deseja, quanto mais cedo você trocar de cuidador, melhor. E não fique constrangida: é um direito seu.

Sua saúde física

Suas emoções

Algo especial para contar?

O pré-natal

Como foi sua sexta consulta? O que foi falado? O que você relatou? Conte tudo o que achar importante.

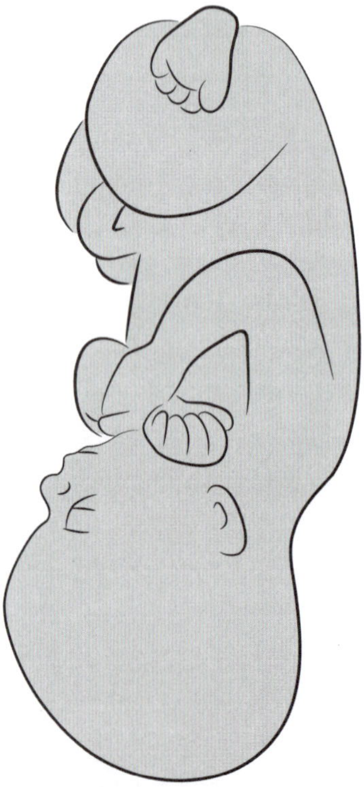

O bebê já começa a procurar a posição definitiva, mas ainda é cedo

SEMANA 27

Dia 183

DATA ______ / ______ / ______ **LUA** ☐ **Cheia** ☐ **Minguante** ☐ **Nova** ☐ **Crescente**

Parabéns! Você entrou no terceiro trimestre de gravidez! Mas saiba que, por conta daquelas duas primeiras semanas em que você não estava realmente grávida, mas os profissionais da saúde computam para traçar a idade gestacional, o seu cuidador poderá considerar que você já tenha entrado no terceiro trimestre na 26ª semana ou que só entrará na 28ª.

Sua saúde física ______

Suas emoções ______

Algo especial para contar? ______

A mudança de trimestre

Conte aqui como você viveu o seu segundo trimestre e anote suas primeiras impressões a respeito da mudança para o terceiro. Sentiu-se bem disposta? Como está lidando com o crescimento da barriga?

Durante a gestação, a alegria e o prazer da mãe são as forças que proveem o bebê com órgãos perfeitos.
Rudolf Steiner

Dia 184

DATA ______ / ______ / ______ **LUA** ☐ **Cheia** ☐ **Minguante** ☐ **Nova** ☐ **Crescente**

Você está dando início à reta final de sua gestação, rumo a um objetivo lindo: ter seu filho nos braços. Saiba que as semanas que seguem podem ser um pouco puxadas por conta do peso da barriga e da ansiedade. Mas seguindo as dicas de seu diário, você vai tirar de letra!

Sua saúde física

Suas emoções

Algo especial para contar?

Dia 185

DATA ______ / ______ / ______ **LUA** ☐ **Cheia** ☐ **Minguante** ☐ **Nova** ☐ **Crescente**

O peso do bebê e os quilinhos extras que você adquiriu podem forçar a região pélvica. Com isso, você poderá sentir repuxos na virilha como se os ossos de sua bacia estivessem se alargando. Na verdade, estão mesmo!

Sua saúde física

Suas emoções

Algo especial para contar?

Dia 186

DATA ______ / ______ / ______ **LUA** ☐ **Cheia** ☐ **Minguante** ☐ **Nova** ☐ **Crescente**

Nas semanas anteriores, você aprendeu muitas dicas para evitar os desconfortos que podem vir a acontecer no último trimestre de gestação (como prisão de ventre, inchaços, dores nas costas etc.). Se você os colocou em prática e se adotou algum tipo de trabalho corporal, há grandes chances de que viva este final de gravidez com tranquilidade.

Sua saúde física

Suas emoções

Algo especial para contar?

Dia 187

DATA ______ / ______ / ______ **LUA** ☐ **Cheia** ☐ **Minguante** ☐ **Nova** ☐ **Crescente**

O volume do bebê em sua barriga comprime cada vez mais os órgãos. Sua bexiga é a mais afetada nesta história. Não é à toa que, a toda hora, você sente vontade de urinar, não é mesmo? E à medida que a sua barriga for crescendo, você poderá sofrer com incontinência urinária: basta um simples espirro ou uma gargalhada para que perca um pouco de urina. Ainda dá tempo de fazer o exercício para fortalecimento do períneo, ensinado no dia 65.

Sua saúde física

Suas emoções

Algo especial para contar?

Dia 188

DATA ______ / ______ / ______ **LUA** ☐ **Cheia** ☐ **Minguante** ☐ **Nova** ☐ **Crescente**

O aumento de sua barriga também pode trazer um novo incômodo: dor no nervo ciático. Em geral, esse problema surge como dores quentes e agudas na parte mais alta de uma das nádegas, acompanhadas ou não de repuxamento em uma das pernas. Para amenizar essa dor, deite-se de lado sobre a perna que está bem e encolha a perna afetada. E, para tratar o problema, uma das melhores alternativas é a acupuntura, feita por profissionais especializados em gravidez.

____

____

Sua saúde física ______________________________

____

____

Suas emoções ______________________________

____

____

Algo especial para contar? ______________________________

____

____

Dia 189

DATA ______ / ______ / ______ **LUA** ☐ **Cheia** ☐ **Minguante** ☐ **Nova** ☐ **Crescente**

Para prevenir a dor no nervo ciático e as dores nas costas – além de lhe trazer mais equilíbrio, uma vez que a nova silhueta pode comprometer seu eixo –, evite usar sapatos de salto alto e fino. Eles farão com que você projete os ombros para a frente e force a lordose (curvatura lombar), comprimindo os nervos na região da coluna. Mas o sapato ideal não deve ser rasteiro, e sim ter algum saltinho (de preferência, de até três centímetros) ou um salto anabela não muito alto. Esse salto baixo fará com que você jogue o peso de seu corpo sobre a planta do pé, realizando uma massagem que bombeia e facilita o retorno do sangue venoso.

____

____

Sua saúde física ______________________________

____

____

Suas emoções ______________________________

____

____

Algo especial para contar? ______________________________

____

____

SEMANA 28

Dia 190

DATA ______ / ______ / ______ **LUA** ☐ **Cheia** ☐ **Minguante** ☐ **Nova** ☐ **Crescente**

O crescimento de seu filho está ocorrendo numa velocidade incrível. O ganho de peso também já o está deixando mais fofinho – embora ele ainda pese cerca de 1.200 a 1.300 gramas. Seus cabelos estão mais fartos e seus olhos estão completamente formados.

Sua saúde física

Suas emoções

Algo especial para contar?

Cada experiência na estrada da vida pré-natal altera as moléculas da emoção, o sistema nervoso central e a arquitetura do cérebro do bebê... Essas experiências ajudam a estabelecer os circuitos primais do cérebro, criando a base de seu desenvolvimento.

Thomas Verny, MD, D. Psych., autor do livro A vida da criança antes de nascer.

Em geral, as mães, mais que amar os filhos, amam-se nos filhos.
Friedrich Nietzsche

Dia 191

DATA ______ / ______ / ______ **LUA** ☐ **Cheia** ☐ **Minguante** ☐ **Nova** ☐ **Crescente**

Como seu bebê ainda precisa se desenvolver bastante até o nascimento, você deverá aumentar o número de nutrientes em sua dieta diária. Mas, veja bem, não é para comer mais quantidade de comida, e sim mais qualidade! Até porque, como sua barriga já está grande e ainda está alta (ela só desce próximo ao parto), se você comer muito ficará com uma desconfortável sensação de empanzinamento. Portanto, passe a comer mais legumes e frutas e converse com seu cuidador, se há necessidade de você tomar algum suplemento de ferro e/ou vitaminas.

____

____

Sua saúde física ______________________________

____

____

Suas emoções ______________________________

____

____

Algo especial para contar? ______________________________

____

____

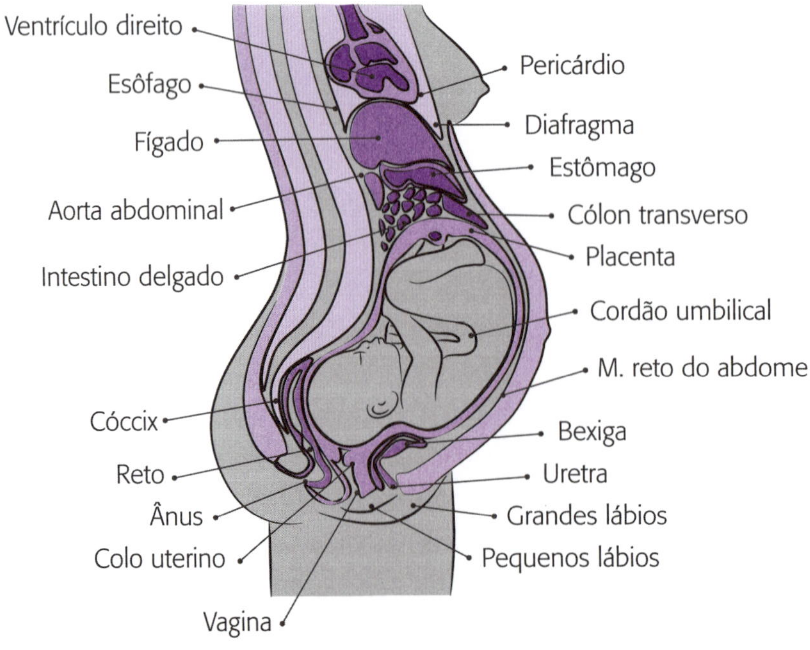

Anatomia da gestante. O quanto o bebê preenche a cavidade abdominal.
Os órgão altos comprimidos: caixa toráxica, estômago e o músculo diafragma ao fundo do útero.

Dia 192

DATA ______ / ______ / ______ **LUA** ☐ **Cheia** ☐ **Minguante** ☐ **Nova** ☐ **Crescente**

O fato de seu útero ainda estar alto e com mais volume – seu bebê, a cada dia está maior! – poderá pressionar também sua caixa torácica e seu estômago. Resultado: pode ser que você comece a sentir sua respiração mais curta e ofegante e pode, inclusive, ter azia. Não se assuste com isso.

Sua saúde física

Suas emoções

Algo especial para contar?

Dia 193

DATA ______ / ______ / ______ **LUA** ☐ **Cheia** ☐ **Minguante** ☐ **Nova** ☐ **Crescente**

Para facilitar a sua respiração, você deve se manter ativa – nada de sedentarismo, por mais que você já esteja se sentindo pesada! – e evitar algumas posturas que comprimam os pulmões, como andar ou sentar-se com as costas curvadas. E, para afastar a azia, divida as porções de suas refeições.

Sua saúde física

Suas emoções

Algo especial para contar?

Dia 194

DATA ______ / ______ / ______ **LUA** ☐ **Cheia** ☐ **Minguante** ☐ **Nova** ☐ **Crescente**

Outra dica para respirar melhor: se você trabalha muito tempo sentada, lembre-se de espreguiçar-se o máximo que puder, levando os braços para o alto. Ao elevá-los, inspire; ao descê-los, expire.

Sua saúde física

Suas emoções

Algo especial para contar?

Dia 195

DATA ______ / ______ / ______ **LUA** ☐ **Cheia** ☐ **Minguante** ☐ **Nova** ☐ **Crescente**

Além dos exercícios físicos, você também deve fazer algum exercício respiratório. Por exemplo, abra a caixa torácica: de pé, com os braços esticados à frente do seu corpo, inspire e abra os braços para o lado, como um crucifixo, e feche-os expirando. Faça no mínimo dez vezes seguidas, várias vezes ao dia.

Sua saúde física

Suas emoções

Algo especial para contar?

Dia 196

DATA ______ / ______ / ______ **LUA** ☐ **Cheia** ☐ **Minguante** ☐ **Nova** ☐ **Crescente**

Você sabia que a partir de agora seu filho começa a sonhar? É o que acreditam alguns especialistas, que avaliaram as ondas cerebrais de bebês no útero, concluindo que elas já estão bem desenvolvidas e ativas, a ponto de permitirem que o bebê sonhe. Além disso, imagens reveladas em ultrassonografias 4D mostraram que os bebês apresentam REM (Movimento Rápido dos Olhos), um período do sono em que os olhos se mexem por trás das pálpebras. E sabe-se que, nos seres humanos, a fase REM do sono se dá quando estamos sonhando... Os pesquisadores só não sabem dizer o que povoa o soninho dos bebês...

Sua saúde física

Suas emoções

Algo especial para contar?

Cole aqui
fotos suas ou imagens de
ultrassonografias

Cole aqui
fotos suas ou imagens de
ultrassonografias

Para recordar

SEMANA 29

Dia 197

DATA ______ / ______ / ______ **LUA** ☐ **Cheia** ☐ **Minguante** ☐ **Nova** ☐ **Crescente**

Seu filho agora passa 90% do seu tempo dormindo (não é de se espantar, portanto, que ele seja capaz de sonhar!). Mas quando está acordado, fica bem espertinho e já consegue se manter com os olhos abertos. Ele reage aos barulhos súbitos, dá pequenos chutes na sua barriga, vira a cabeça e pode até seguir com os olhos o movimento de uma luz forte.

Sua saúde física

Suas emoções

Algo especial para contar?

O bebê deve sentir essas contrações como um abraço cada vez mais apertado, uma massagem cada vez mais firme, mas nunca como uma pressão esmagadora.

David Boadella – Psicoterapeuta norte-americano

Dia 198

DATA ______ / ______ / ______ **LUA** ☐ **Cheia** ☐ **Minguante** ☐ **Nova** ☐ **Crescente**

Como andam seus pés? Talvez você já esteja precisando calçar um número maior de sapatos do que de costume... Isso se deve ao comprometimento da circulação sanguínea durante a gestação e, inclusive, ao seu peso sobre o principal apoio do corpo. Nos dias quentes, a situação é ainda pior: os pés da gestante, nesta reta final da gravidez, podem ficar como duas verdadeiras bolas.

____

____

Sua saúde física ______________________________

____

____

Suas emoções ________________________________

____

____

Algo especial para contar? ______________________

____

____

Dia 199

DATA ______ / ______ / ______ **LUA** ☐ **Cheia** ☐ **Minguante** ☐ **Nova** ☐ **Crescente**

Para contornar os inchaços no final da gravidez, ingira mais líquidos (inclusive os chás mencionados nos dias 109 e 110), evite usar roupas apertadas e ficar muito tempo sentada. E faça o exercício vaso capilar quatro vezes ao dia (veja o desenho do exercício no dia 113).

____

____

Sua saúde física ______________________________

____

____

Suas emoções ________________________________

____

____

Algo especial para contar? ______________________

____

____

Dia 200

DATA ______ / ______ / ______ **LUA** ☐ **Cheia** ☐ **Minguante** ☐ **Nova** ☐ **Crescente**

Para você trabalhar a musculatura do períneo e da parte interna das coxas, preparando-se para o parto normal e até o de cócoras, pode fazer um exercício que certamente deve ter aprendido na sua infância: a borboleta. Ele é ótimo para promover a abertura da região pélvica, proporcionar elasticidade ao períneo, diminuindo as chances de ruptura, alongar as articulações e ativar a circulação dos membros inferiores, ajudando a prevenir celulites, varizes e câimbras.

Sua saúde física

Suas emoções

Algo especial para contar?

Música e memória dos bebês

Pesquisadores constataram que a música realmente exerce um fascínio sobre os bebês desde a vida intrauterina – com 33 semanas, eles já reconhecem uma música em especial e até se movimentam no ritmo – e que eles são capazes de mantê-la na memória depois que nascem. Em um estudo, gestantes assistiram repetidas vezes uma determinada novela na TV. Após o nascimento de seus filhos, quando a música de abertura da novela era tocada, os bebês ficavam alertas, tranquilos e paravam de chorar. Já o grupo de bebês que não havia sido exposto à novela dentro do útero não mostrou qualquer emoção ao ouvir a mesma música. Em outra experiência, gestantes tiveram que repetir aos seus bebês os versos "Bebezinho do meu coração, eu só quero você na palma de minha mão", diariamente, ao longo do último mês de gravidez. Depois do nascimento, os pesquisadores notaram que, sempre que a mãe dizia esses versos, havia uma queda no batimento cardíaco dos bebês, ao contrário do que acontecia se ela recitasse versos que ele nunca tivesse ouvido.

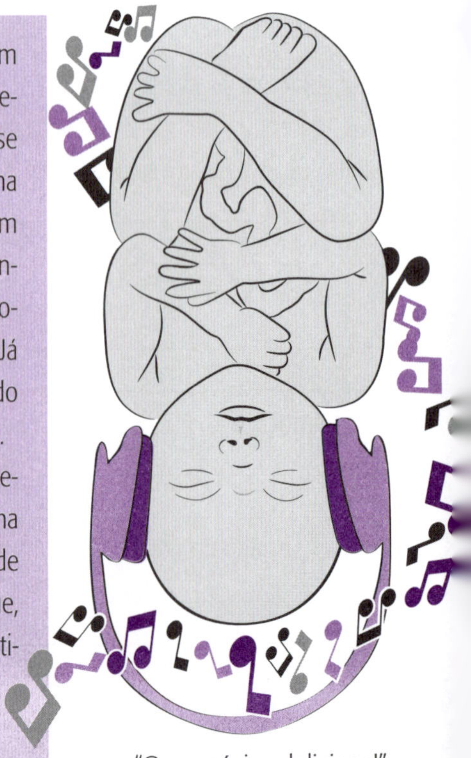

"Que música deliciosa!"

Dia 201

DATA ______ / ______ / ______

LUA ☐ **Cheia** ☐ **Minguante** ☐ **Nova** ☐ **Crescente**

Se você não se lembra como se faz a borboleta, vamos lá: sente-se com a coluna alinhada, se quiser coloque uma almofadinha embaixo do bumbum; junte as plantas dos pés, trazendo os calcanhares o mais próximo possível da virilha. Com as mãos, segure os pés. Balance os joelhos para cima e para baixo, como asas de borboleta, procurando encostá-los no chão. Faça por algum tempo, sem exagerar, e depois coloque as mãos sobre os joelhos, balançando o corpo como um pêndulo: para a direita e para a esquerda, com a ajuda de uma leve pressão feita pelas mãos. Em seguida, estique as pernas e balance os pés de um lado para o outro, como se estivesse dando "tchauzinho" com os pés.

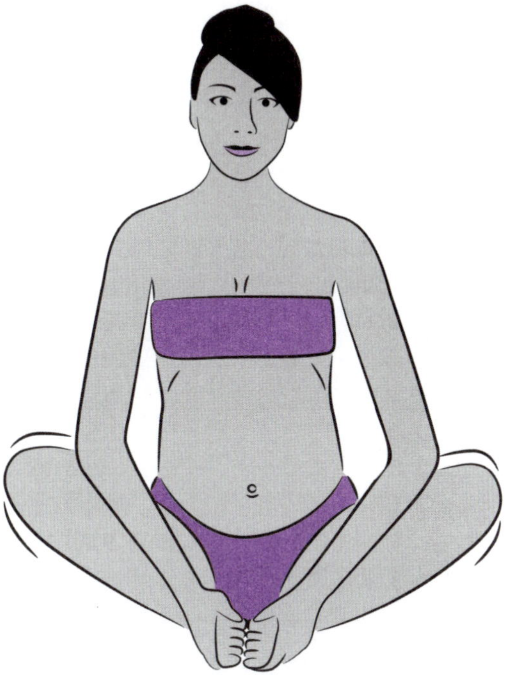

Borboleta – observe onde você sente limitações em sua abertura

____

____

Sua saúde física ____

____

____

Suas emoções ____

____

____

Algo especial para contar? ____

____

____

Tudo é incerto neste mundo hediondo, mas não o amor de uma mãe.
James Joyce

Dia 202

DATA ______ / ______ / ______ **LUA** ☐ **Cheia** ☐ **Minguante** ☐ **Nova** ☐ **Crescente**

Acredite: de agora até daqui a quatro semanas, o sistema nervoso de seu filho está se tornando tão avançado quanto o de um bebê recém-nascido. E ele já é capaz de guardar lembranças. Quais? A sua voz! Sabe quando você vai ter a prova disso? Assim que ele nascer! Quando ele for colocado em seu peito chorando, logo após o parto, experimente dizer: "Calma, filhinho, a mamãe está aqui...". Em geral, os bebês param de chorar na hora! Por quê? Porque reconhecem a voz da mãe e se sentem seguros.

Sua saúde física

Suas emoções

Algo especial para contar?

Dia 203

DATA ______ / ______ / ______ **LUA** ☐ **Cheia** ☐ **Minguante** ☐ **Nova** ☐ **Crescente**

Seu filho já ouve bem e está muito espertinho. Por isso, o tipo de música que ele escutar – dentro da barriga! – poderá alterar o seu humor. Músicas agitadas o deixarão excitado; músicas calmas, como as clássicas, o tranquilizarão. E se ele ouvir a mesma música diversas vezes, será capaz de memorizá-la a ponto de demonstrar reações quando ouvi-la depois de nascido. Outra dica: cante para seu bebê, porque ele irá gostar e reconhecer depois de nascido!

Sua saúde física

Suas emoções

Algo especial para contar?

SEMANA 30

Dia 204

DATA ______ / ______ / ______ **LUA** ☐ **Cheia** ☐ **Minguante** ☐ **Nova** ☐ **Crescente**

Você tem sentido chutes em sua costela? É bem provável que sim. Em torno dessa época (até a 34ª semana), seu filho já deve ter virado de cabeça para baixo, preparando-se para nascer. Mas nada impede que ele só venha a virar bem mais tarde.

Sua saúde física

Suas emoções

Algo especial para contar?

Durante este período, as contrações do útero proporcionam uma intensa estimulação da pele do feto... esses estímulos são imensamente intensificados durante o trabalho de parto, para que os sistemas de sustentação sejam preparados para o funcionamento pós-natal, que é um pouco diferente daquele utilizado no ambiente aquático no qual o feto viveu até então.

David Boadella – Psicoterapeuta norte-americano

Os pais proveem mais que abrigo e comida. Suas atitudes perante a vida também nutrem o bebê e o preparam para lidar com a existência fora do útero.

Marcy Axnes, Ph.D.

Dia 205

DATA ______ / ______ / ______ **LUA** ☐ **Cheia** ☐ **Minguante** ☐ **Nova** ☐ **Crescente**

Para fortalecer os ossos do bebê, seu organismo estará tirando osteoblastos do interior de seu próprio esqueleto. Essas células migram para a sua corrente sanguínea e levam cálcio até o seu bebê. Você não irá nem sentir que isso está acontecendo, mas seus ossos podem ficar mais fracos. Por isso, é importante reforçar o consumo de alimentos que contenham cálcio, como leite e derivados, tofu (queijo de soja), couve-flor, couve e espinafre.

Sua saúde física ______

Suas emoções ______

Algo especial para contar? ______

Dia 206

DATA ______ / ______ / ______ **LUA** ☐ **Cheia** ☐ **Minguante** ☐ **Nova** ☐ **Crescente**

Algumas gestantes sentem dormência e formigamento nas mãos quando chegam nos meses finais da gravidez. É algo incômodo, porque é contínuo e, às vezes, se estende para o braço e é acompanhado por dor. O problema pode ser temporário ou durar meses, só passando depois que o bebê nasce e o inchaço vai embora. Isso ocorre devido à compressão dos nervos do pulso – conhecida como "síndrome do túnel do carpo" –, ocasionada pelo inchaço e pela retenção de líquidos comuns na gravidez. Muitas mulheres têm também uma sensação de formigamento na pele do alto da barriga, entre os seios. Deve-se a uma neurite periférica determinada por compressão de raiz nervosa, que desaparece espontaneamente após o parto.

Sua saúde física ______

Suas emoções ______

Algo especial para contar? ______

Dia 207

DATA ______ / ______ / ______ **LUA** ☐ **Cheia** ☐ **Minguante** ☐ **Nova** ☐ **Crescente**

Para aliviar os sintomas da síndrome do túnel do carpo, faça movimentos com os dedos e as mãos várias vezes ao dia, como abrir e fechá-las e fazer rotações com os pulsos. E, quando estiver sentada, mantenha as mãos sempre elevadas.

Sua saúde física

Suas emoções

Algo especial para contar?

Dia 208

DATA ______ / ______ / ______ **LUA** ☐ **Cheia** ☐ **Minguante** ☐ **Nova** ☐ **Crescente**

A dormência e o formigamento das mãos podem piorar à noite. Ao dormir, sempre que sentir as fisgadas, mude de posição na cama. Isso irá trazer alívio. Sacudir as mãos até que a dor e a dormência diminuam também é uma alternativa. E tente não dormir em cima das mãos.

Sua saúde física

Suas emoções

Algo especial para contar?

Dia 209

DATA ______ / ______ / ______ **LUA** ☐ **Cheia** ☐ **Minguante** ☐ **Nova** ☐ **Crescente**

Se estiver com muita dor nas mãos, evite movimentos repetitivos, como digitar e fazer alguns trabalhos manuais. E, se você trabalha com computador, ajuste a altura de sua cadeira para que os punhos não fiquem flexionados para baixo enquanto você digita. Uma dica é fazer pausas no trabalho para pôr em prática exercícios de alongamento com as mãos e os dedos.

Sua saúde física ______

Suas emoções ______

Algo especial para contar? ______

Dia 210

DATA ______ / ______ / ______ **LUA** ☐ **Cheia** ☐ **Minguante** ☐ **Nova** ☐ **Crescente**

Caso a síndrome do túnel do carpo esteja afetando demais o seu sono e a sua rotina, informe ao seu cuidador. Ele poderá prescrever a aplicação de compressas ou encaminhá-la para um tratamento de fisioterapia, acupuntura ou homeopatia.

Sua saúde física ______

Suas emoções ______

Algo especial para contar? ______

Recado ao seu companheiro

Por conta de dores e desconfortos, a gestante pode passar a se queixar de tudo e a viver sem disposição para nada. Nem para um agradável cineminha nem para fazer amor... O companheiro precisa ser compreensivo nesse momento, transmitindo-lhe confiança de que esta é uma fase e irá logo passar, e que a recompensa será maravilhosa. Emocionalmente, a gestante necessita receber todo o apoio do companheiro. E ela também ficará muito contente se receber ajuda para aliviar seus desconfortos físicos. O companheiro poderá massagear suas costas e seus pés, preparar um chazinho que irá ajudar a desinchar suas pernas e auxiliá-la nas cansativas tarefas do cotidiano.

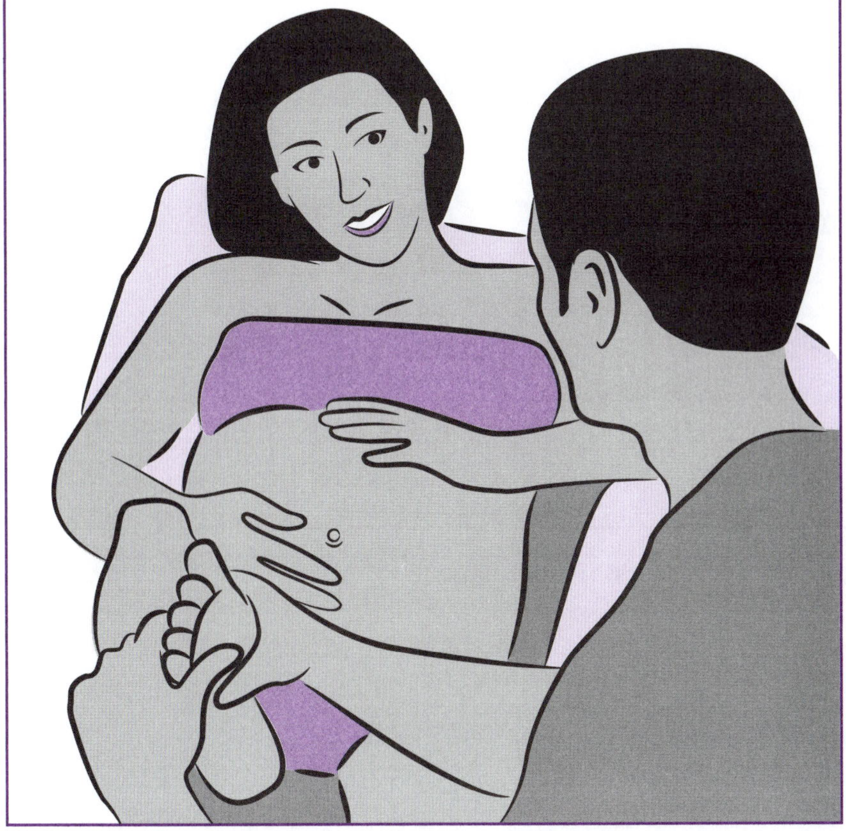

Além do conforto do companheiro presente, carinhoso, ainda tem o alívio físico. Que maravilha!

SEMANA 31

Dia 211

DATA ______ / ______ / ______ **LUA** ☐ **Cheia** ☐ **Minguante** ☐ **Nova** ☐ **Crescente**

Seu filho já está bem grandinho. Então, em vez de ganhar "estatura" – que continua a acontecer, mas de maneira mais lenta –, o que ele precisa agora é manter o crescimento de seu cérebro. Seu crânio começa a crescer rapidamente, impulsionado pelo cérebro que quer se expandir e dar lugar a novas conexões entre as células nervosas.

Sua saúde física

Suas emoções

Algo especial para contar?

O pré-natal

Como foi sua sétima consulta? O que foi falado? O que você relatou? Conte tudo o que achar importante.

Dia 212

DATA ______ / ______ / ______ **LUA** ☐ **Cheia** ☐ **Minguante** ☐ **Nova** ☐ **Crescente**

Agora sim: seu filho já tem a íris colorida! Será que puxou a cor dos olhos do papai ou da mamãe? Sinceramente, isso ainda será difícil de dizer, mesmo após o nascimento. A cor dos olhos depende do grau de pigmentação da íris pela ação da melanina. E como os recém-nascidos normalmente apresentam pouca melanina na íris, podem nascer com olhos meio acinzentados. A pigmentação definida geneticamente só vai aparecer aos poucos. É por isso que algumas crianças nascem com olhos claros e, mais tarde, eles escurecem.

Sua saúde física ______

Suas emoções ______

Algo especial para contar? ______

Dia 213

DATA ______ / ______ / ______ **LUA** ☐ **Cheia** ☐ **Minguante** ☐ **Nova** ☐ **Crescente**

Seu filho está muito apertadinho dentro de você... Já não dá mais para fazer travessuras, como dar cambalhotas no líquido amniótico. Por conta dessa falta de espaço, ele agora se encontra com as pernas dobradas e bem encolhidas, bem perto do tronco. Está é a famosa "posição fetal".

Sua saúde física ______

Suas emoções ______

Algo especial para contar? ______

Dia 214

DATA ______ / ______ / ______ **LUA** ☐ **Cheia** ☐ **Minguante** ☐ **Nova** ☐ **Crescente**

Está certo que ainda faltam uns dois meses, mas você já precisa deixar tudo organizado no seu trabalho, porque pode precisar entrar de licença médica ou a própria licença-maternidade a qualquer momento. Mantenha seu chefe informado a respeito do andamento de suas tarefas, para que ele não seja pego desprevenido e você não fique malvista no seu ambiente de trabalho. Lembre-se de que, ao final de sua licença, você estará de volta!

Sua saúde física

Suas emoções

Algo especial para contar?

Seus direitos no trabalho

- A mulher não pode ser demitida porque se casou ou porque está grávida.
- A gestante tem direito à licença-maternidade de 120 dias, recebendo salário integral e, quando variável, deve ser calculado de acordo com a média dos seis últimos salários. A incorporação de mais 60 dias de licença para as gestantes já está em vigor, mas ainda é facultativo às empresas. Gestante autônoma também tem direito. Procure um posto do INSS para mais informações.
- A licença pode ser iniciada quatro semanas antes da data prevista do parto. Informe-se se você perderá tempo de licença depois do nascimento do seu bebê.
- O início do afastamento do seu trabalho deve ser determinado por atestado médico.
- Por determinação médica, os períodos de licença, antes e depois do parto, poderão ser aumentados em mais duas semanas cada um.
- Mediante atestado médico, a gestante poderá romper um contrato de trabalho, desde que este seja prejudicial à gestação.
- Em caso de aborto espontâneo, comprovado por atestado médico, a mulher terá um repouso remunerado de duas semanas.
- Em caso de parto prematuro e de adoção, a licença-maternidade continua sendo de 120 dias.
- Mediante atestado médico, é permitido à gestante mudar de função em seu trabalho.
- Ao término da licença, ela tem direito de voltar à mesma função que desempenhava antes.
- A mulher tem estabilidade no trabalho durante cinco meses após o parto.
- Para poder amamentar seu filho até os seis meses de idade, a mulher tem o direito a dois descansos diários especiais de meia hora cada um. E se a saúde de seu filho exigir, esse período poderá ser ampliado.

Dia 215

DATA ______ / ______ / ______ **LUA** ☐ **Cheia** ☐ **Minguante** ☐ **Nova** ☐ **Crescente**

Você abre seu guarda-roupa, se olha no espelho, e não deve ter outro pensamento: está louca para voltar a usar suas roupas antigas e para recuperar seu corpo de antes. Olha, falta pouco... Procure não ficar pensando nisso e concentre-se no que falta para terminar o enxoval do bebê e a arrumação do quartinho dele. Pense, também, em resolver todas as questões práticas que envolvem sua gravidez.

Sua saúde física

Suas emoções

Algo especial para contar?

Dia 216

DATA ______ / ______ / ______ **LUA** ☐ **Cheia** ☐ **Minguante** ☐ **Nova** ☐ **Crescente**

Se você vai querer contar com os serviços de uma enfermeira para ajudá-la a cuidar do seu filho nas primeiras semanas de vida, já deveria estar vendo isso! Mas não coloque qualquer pessoa dentro de sua casa para desempenhar essa função tão importante. Pegue indicações com amigas que já contrataram esse tipo de profissional, peça referências e faça uma entrevista bem minuciosa com a candidata. Mas pense bem: mais vale contratar pessoas para lhe dar suporte nos serviços da casa e deixar os cuidados com o bebê para você e seu companheiro. Será prazeroso e reforçará os vínculos entre vocês e seu filho.

Sua saúde física

Suas emoções

Algo especial para contar?

Dia 217

DATA ______ / ______ / ______ **LUA** ☐ **Cheia** ☐ **Minguante** ☐ **Nova** ☐ **Crescente**

Você já sabe onde terá seu filho? Está na hora de decidir. Você tem o direito de visitar maternidades e casas de parto, conhecendo as dependências e as rotinas do local. Mas não se impressione com o que funcionários do local lhe disserem. O seu cuidador é que dirá o que vai ou não ser feito com você. Veja quais são cobertas pelo seu plano de saúde e pergunte a seu obstetra em quais delas ele costuma fazer partos. Pergunte também se o plano cobrirá a estadia do acompanhante. Vá, no mínimo, em duas delas para tomar sua decisão.

Sua saúde física

Suas emoções

Algo especial para contar?

Use esta gravura para fazer visualização criativa e conversar com o seu bebê. Coloque a mão bem lá embaixo, sobre o púbis, para "chamá-lo", para que se posicione corretamente.

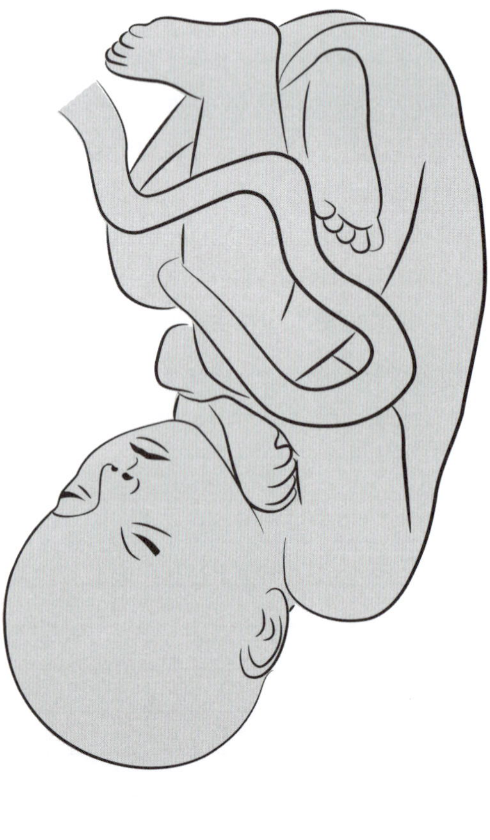

SEMANA 32

Dia 218

DATA ______ / ______ / ______ **LUA** ☐ **Cheia** ☐ **Minguante** ☐ **Nova** ☐ **Crescente**

A partir desta semana, até a 36ª, provavelmente seu cuidador pedirá que você vá a consultas quinzenais. Mas se houver alguma intercorrência, pode ser que ele agende outras visitas em seu consultório.

Sua saúde física

Suas emoções

Algo especial para contar?

Como fica o médico?

Assistimos, não mais que assistimos: quem faz o parto é a mulher. O momento é dela e do filho. O parteiro é reserva de segurança, dispensado de qualquer participação ativa. Ele vale pela presença e pela vigilância contra qualquer desvio da normalidade, que é sua obrigação conhecer e perceber.

Moysés Paciornik – do livro *Aprenda a viver com os índios,* da Editora Espaço e Tempo

A influência que os pais exercem sobre um filho atinge seu apogeu durante o período de formação intrauterina.
David Chamberlain, Ph.D.

Dia 219

DATA ______ / ______ / ______ **LUA** ☐ **Cheia** ☐ **Minguante** ☐ **Nova** ☐ **Crescente**

Não raramente, os bebês nascem com as unhas compridas, já precisando serem cortadas. Eles podem, inclusive, se arranhar dentro do útero. Nessa fase, o crescimento das unhas das mãos e dos pés pode ultrapassar as pontas dos dedos. Não se assuste, portanto, se o seu filho nascer com algum arranhadinho...

Sua saúde física

Suas emoções

Algo especial para contar?

Dia 220

DATA ______ / ______ / ______ **LUA** ☐ **Cheia** ☐ **Minguante** ☐ **Nova** ☐ **Crescente**

Somente agora seu filho começa a desenvolver seu próprio sistema imunológico. Não é à toa, portanto, que seja fundamental você seguir as recomendações obstétricas para evitar que seu bebê nasça antes do tempo.

Sua saúde física

Suas emoções

Algo especial para contar?

Dia 221

DATA ______ / ______ / ______ **LUA** ☐ **Cheia** ☐ **Minguante** ☐ **Nova** ☐ **Crescente**

Mesmo seguindo as recomendações obstétricas direitinho, nenhuma mulher está livre de ter um filho prematuro. Por isso, é necessário que você arrume a mala que irá levar para a maternidade contendo suas coisas e as do bebê. Mas, obviamente, faça isso pensando que é apenas uma medida de precaução. Em seus exercícios de relaxamento e meditação, permaneça mentalizando que seu filho nasce no tempo correto e com muita saúde.

____

____

Sua saúde física ______________________________

____

____

Suas emoções ______________________________

____

____

Algo especial para contar? ______________________________

____

____

Dia 222

DATA ______ / ______ / ______ **LUA** ☐ **Cheia** ☐ **Minguante** ☐ **Nova** ☐ **Crescente**

Sua barriga ainda está bem alta, pressionando seu estômago para cima, o que pode causar azia e má digestão, levando àquela sensação de empanzinamento após as refeições. Para aliviar esses desconfortos, faça uma alimentação fracionada: coma pequenas refeições com maior frequência.

____

____

Sua saúde física ______________________________

____

____

Suas emoções ______________________________

____

____

Algo especial para contar? ______________________________

____

____

Dia 223

DATA ______ / ______ / ______ **LUA** ☐ **Cheia** ☐ **Minguante** ☐ **Nova** ☐ **Crescente**

A barriga alta também pode provocar queimações na garganta porque a progesterona leva ao enfraquecimento de uma válvula no aparelho digestivo, fazendo com que o ácido clorídrico suba até a garganta. Para prevenir esse incômodo, evite curvar-se ou deitar-se de costas após as refeições. Manter uma postura alinhada e fazer alongamento são os melhores remédios.

____

____

Sua saúde física ______________________________

____

____

Suas emoções ______________________________

____

____

Algo especial para contar? ______________________________

____

____

____

Dia 224

DATA ______ / ______ / ______ **LUA** ☐ **Cheia** ☐ **Minguante** ☐ **Nova** ☐ **Crescente**

Além de alta, sua barriga está mais pesada! Isso faz com que o útero comece a pressionar o reto, podendo levar à prisão de ventre e às consequentes hemorroidas. Para evitar esses incômodos dolorosos, beba mais líquidos e aumente a ingestão de fibras, encontradas nos alimentos integrais, nas frutas e nas verduras. A simples mudança do arroz branco para o integral poderá ajudar muito. Veja mais dicas sobre o assunto no dia 51.

____

____

Sua saúde física ______________________________

____

____

Suas emoções ______________________________

____

____

Algo especial para contar? ______________________________

____

____

____

As malas para a maternidade

Da mamãe

- 3 camisolas abertas na frente para amamentação
- 3 calcinhas de pós-parto de algodão
- 1 chinelo de pano para o pós-parto imediato
- 1 chinelo de borracha para o trabalho de parto
- 1 cinta modeladora ou faixa (para pós-parto)
- 1 pacote de absorvente tipo geriátrico (longo, não fralda) para o pós-parto imediato
- 1 pacote de absorvente super para logo depois
- 1 robe
- 1 roupa confortável para a saída
- 2 sutiãs de amamentar (alças largas, de algodão, com abertura integral)
- Material de higiene e toalete (também do marido ou acompanhante)

Para trabalho de parto ativo, acompanhado ou não por uma doula, acrescente:

- Bola de fisioterapia ou outro objeto de facilitação do parto
- 1 garrafa térmica para chá (para o parto e o pós-parto)
- Óleo de arnica para massagem no parto
- Bolsa de gel/água para o trabalho de parto (quente/frio)

Do bebê

(*Colocar separadamente a primeira roupa completa que quer vestir no bebê: incluir touca, sapatinho, cueiro e manta em saco plástico com etiqueta*)

- 3 calças culote
- 3 *bodies* (*underwear* ou banho de sol)
- 1 conjunto para a saída do hospital
- 1 casaquinho de lã (inverno) ou de linha (verão)
- 3 cueiros
- 6 fraldas de pano
- 2 mantas
- 2 pares de meias
- 1 pacote de fraldas descartáveis tamanho P
- 2 sapatinhos de linha ou lã
- 1 touquinha de lã (inverno)
- 1 vira de manta (opcional)

Obs.: Mesmo quem programou ter o parto em casa é bom ter as malas arrumadas. Facilita encontrar coisas e, se precisar ir para a maternidade, já está pronta, evitando atropelos.

SEMANA 33

Dia 225

DATA ______ / ______ / ______ **LUA** ☐ **Cheia** ☐ **Minguante** ☐ **Nova** ☐ **Crescente**

Até aqui, a pele de seu bebê estava meio escura. Agora, sua pigmentação começa a seguir a tendência genética que está herdando de você e do papai.

____

____

Sua saúde física ______________________________

____

____

Suas emoções ______________________________

____

____

Algo especial para contar? ______________________________

____

____

____

____

____

____

A pele do recém-nascido tem uma inteligência, uma sensibilidade de que não suspeitamos. É por meio desta pele que a criança conhece o mundo: sua mãe. É por toda a extensão de suas costas que estava em contato com o útero. Era daí que recebia informações.

Frédérick Leboyer – do livro Nascer sorrindo, *da Editora Brasiliense*

A comunicação materno-fetal existe em vários níveis,
do biológico ao psicológico e, inclusive, no telepático.
Eleanor Madruga Luzes, Ph.D.

Dia 226

DATA ______ / ______ / ______ **LUA** ☐ **Cheia** ☐ **Minguante** ☐ **Nova** ☐ **Crescente**

Você não pensa em outra coisa a não ser no parto! Suas emoções estão todas direcionadas para este ilustre desconhecido – mesmo que não seja seu primeiro filho, você sabe que cada parto é de um jeito. Você sente medo e frio na barriga. Mas também fica ansiosa, porque quer que seu filho nasça logo e deseja pôr fim aos desconfortos que esse finzinho de gravidez pode estar lhe trazendo.

Sua saúde física

Suas emoções

Algo especial para contar?

Dia 227

DATA ______ / ______ / ______ **LUA** ☐ **Cheia** ☐ **Minguante** ☐ **Nova** ☐ **Crescente**

Para afastar seus medos e sua ansiedade, capriche ainda mais nos seus exercícios de relaxamento e de mentalização, visualizando em sua mente que seu parto está acontecendo de maneira rápida, com controle da dor e exatamente da maneira como você deseja. Veja, também, seu filho nascendo cheio de saúde, na hora exata em que tudo estará prontinho para recebê-lo. Nem antes, nem depois. Mentalize, ainda, você amamentando seu filho feliz da vida!

Sua saúde física

Suas emoções

Algo especial para contar?

Dia 228

DATA ______ / ______ / ______ **LUA** ☐ **Cheia** ☐ **Minguante** ☐ **Nova** ☐ **Crescente**

Para controlar suas emoções nesta etapa final, você também pode apelar aos recursos naturais, como tomar chás calmantes (capim-limão, camomila...). Aproveite e se consulte com um homeopata, para que lhe receite algum remédio homeopático que equilibre suas emoções, ou peça ajuda a um terapeuta floral: florais são excelentes para aliviar quadros de medo e ansiedade, inclusive relacionados ao momento do parto.

____

____

Sua saúde física ______________________________

____

____

Suas emoções ______________________________

____

____

Algo especial para contar? ______________________________

____

____

Vocês três

Num momento de intimidade, pegue as mãos do pai do seu neném e leve-as a sua barriga. Os três juntos, falem sobre essa família. Falem sobre quem vocês são. Sobre a casa de vocês, a vida de vocês, suas ideias, esperanças e sonhos. "Sua mãe e eu já imaginamos você tomando seu primeiro sorvete de chocolate." "Seu pai quer levar você para velejar!" "Bem-vindo ao nosso tão difícil e querido planeta, você vai contribuir com soluções, tá?" "Você é uma grande alegria! É uma honra pertencer a você." "Conte conosco." Então, do fundo do coração, deem um beijo em família.

De ventre em popa, de Laura Uplinger

No momento em que uma criança nasce, a mãe também nasce. Ela nunca existiu antes.
A mulher existia, mas a mãe, nunca. Uma mãe é algo absolutamente novo.
Rajneesh

Quando a cesariana é realmente necessária?

- Quando a gestante apresentar doenças como eclâmpsia (pressão alta durante a gravidez), diabetes e herpes genital ativa, e quando for HIV positiva.
- Quando o bebê, em vez da cabeça, está com o ombro encaixado no canal do parto (bebê transverso).
- Quando a placenta se localiza sobre o colo do útero (placenta prévia) ou quando ocorre sua ruptura ou desprendimento do útero durante o trabalho de parto (descolamento da placenta).
- Quando é observado o sofrimento fetal (os batimentos cardíacos do bebê ficam irregulares e há sinais de fezes escuras do bebê – mecônio – no líquido da bolsa).
- Quando ocorre a parada na progressão do parto.

Quando a indicação é relativa

- Quando o bebê está sentado. Isso já será visto antes do parto, por meio de ultrassonografias. Há manobras a serem tentadas no pré-natal, para que o bebê vire para a posição adequada ao parto.
- Quando há falta de dilatação. É preciso ter certeza de que isto não se deve ao fato de ainda não ser a hora do parto. Perto de 15 dias antes do nascimento, a mulher já pode começar a ter contrações semelhantes às do parto, mas sem que elas se tornem regulares.
- Quando a cabeça do bebê é maior do que a passagem da bacia (desproporção encéfalo-pélvica).
- Quando o cordão umbilical está enrolado no pescoço ou no tronco do bebê (circular de cordão). Isso pode ser resolvido com um pouco de perícia do obstetra durante o parto. (A decisão será no trabalho de parto.)
- Quando a mulher já passou por mais de duas cesarianas, também poderá ser resolvido no decorrer do trabalho de parto.

Desde o nascimento, o desenvolvimento da inteligência é uma progressão de concreto para o abstrato.

Joseph Chilton Pearce – do livro A criança mágica, *da Editora Francisco Alves*

Dia 229

DATA ______ / ______ / ______ **LUA** ☐ **Cheia** ☐ **Minguante** ☐ **Nova** ☐ **Crescente**

Por acaso, já passou pela sua cabeça que você deseja ter seu filho através de uma cesariana? Pense duas vezes a respeito disso... Cesárea não se escolhe... Ela só deve ser feita se houver indicação para isso. Este tipo de parto, por ser uma intervenção cirúrgica, oferece muitos riscos – inclusive de morte – para a mãe e o bebê.

Sua saúde física ______

Suas emoções ______

Algo especial para contar? ______

Dia 230

DATA ______ / ______ / ______ **LUA** ☐ **Cheia** ☐ **Minguante** ☐ **Nova** ☐ **Crescente**

Tome cuidado com algumas situações em que será conduzida a uma cesariana, mesmo não havendo indicação para tal. Leia muito a respeito (sobretudo os dados da OMS – veja no posfácio) e, uma vez que seu obstetra diga que você deverá fazer uma cesárea, com alguma desculpa vazia, tipo: "sua bacia é estreita", "não tem passagem", " já está atrasada" etc., procure a opinião de um segundo (e até de um terceiro!) profissional da saúde.

Sua saúde física ______

Suas emoções ______

Algo especial para contar? ______

Dia 231

DATA ______ / ______ / ______ **LUA** ☐ **Cheia** ☐ **Minguante** ☐ **Nova** ☐ **Crescente**

Seu filho começa, aos poucos, a se encaixar na pélvis, preparando-se para o nascimento. Com isso, sua barriga vai deixando de ficar tão alta, trazendo melhoria para sua respiração. Você poderá ter mais fôlego e se sentir menos cansada. Porém, isso irá forçar a sua região pélvica e você poderá passar a andar com as pernas ligeiramente abertas (e não se aborreça se as pessoas disserem que você está andando como um pato!).

Sua saúde física ______

Suas emoções ______

Algo especial para contar? ______

A abordagem etnológica – comparando culturas

As culturas atrapalham o processo fisiológico quando negam a necessidade de privacidade dos mamíferos: todos os mamíferos desenvolveram uma estratégia para não serem observados quando dão à luz. Em muitas sociedades (62%, no estudo de Betsy Lozoff), as pessoas que estão acompanhando o nascimento tentam ativamente influenciar no trabalho de parto: manipulando, fazendo massagens, inclusive saltando no abdome, ou dilatando manualmente o colo do útero. A maioria das culturas atrapalha o primeiro contato entre mãe e bebê. O modo mais universal e intrigante de fazer isso é promover a crença de que o colostro está contaminado, ou é prejudicial ao bebê – sendo visto até como uma substância a ser retirada e descartada. Permita-nos relembrar que, de acordo com as ciências biológicas modernas, o colostro disponível logo após o parto é precioso. Da mesma forma, a habilidade do recém-nascido de procurar o mamilo, e encontrá-lo, já está presente na primeira hora após o nascimento. O primeiro contato entre mãe e bebê também pode ser perturbado através de rituais: a pressa para cortar o cordão umbilical; o banho; limpar o bebê, esfregando-o; envolvê-lo em panos de forma apertada; colocar ataduras nos pés; fazer rituais com fogo, nos quais o bebê é colocado na fumaça; furar as orelhas das garotinhas; abrir portas em países frios são exemplos desses rituais.

Michel Odent – do livro *A cientificação do amor,* da Editora Terceira Margem

SEMANA 34

Dia 232

DATA ______ / ______ / ______ **LUA** ☐ **Cheia** ☐ **Minguante** ☐ **Nova** ☐ **Crescente**

Para facilitar o nascimento, os ossos da cabeça de seu filho são mais flexíveis e relaxados, preparados para passar pelo estreito canal vaginal.

Sua saúde física

Suas emoções

Algo especial para contar?

Dia 233

DATA ______ / ______ / ______ **LUA** ☐ **Cheia** ☐ **Minguante** ☐ **Nova** ☐ **Crescente**

Você tem sentido chutes em sua costela? É bem provável que sim. Em torno dessa época, seu filho deve ter virado de cabeça para baixo, preparando-se para nascer.

Sua saúde física

Suas emoções

Algo especial para contar?

Dia 234

DATA ______ / ______ / ______ **LUA** ☐ **Cheia** ☐ **Minguante** ☐ **Nova** ☐ **Crescente**

Nem sempre, porém, o bebê dá sua "cambalhota" final dentro do útero com tanta antecedência. Há alguns que só viram na última hora, permanecendo na posição sentada até o trabalho de parto. Este é o chamado "bebê pélvico" e costuma ser uma indicação relativa para o parto normal (no caso de obstetras mais adeptos a esse tipo de parto) e absoluta para a cesárea (no caso de obstetras que têm alto índice de cesarianas). Mas se o seu filho estiver demorando a virar, há recursos que você poderá colocar em prática para incentivá-lo a posicionar-se corretamente para o parto.

Sua saúde física

Suas emoções

Algo especial para contar?

Dia 235

DATA ______ / ______ / ______ **LUA** ☐ **Cheia** ☐ **Minguante** ☐ **Nova** ☐ **Crescente**

A aplicação de moxabustão na gestante por um terapeuta experiente traz resultados surpreendentes para que o bebê pélvico assuma a posição ideal para o parto. Essa técnica trabalha os pontos de acupuntura utilizando o calor produzido com o aquecimento de um bastão de artemísia (planta ótima para o parto). Recorrer à homeopatia, cromoterapia e terapia de florais, fazer alguns exercícios específicos (como "andar de quatro")* e conversar com o bebê também podem estimulá-lo a virar para a posição correta.

Sua saúde física

Suas emoções

Algo especial para contar?

* Nota: procure essas informações completas em dois livros da autora Fadynha: *A doula no parto* e *Yoga para gestantes*, Editora Ground.

Dia 236

DATA ______ / ______ / ______ **LUA** ☐ **Cheia** ☐ **Minguante** ☐ **Nova** ☐ **Crescente**

Se você perceber que está eliminando uma secreção aquosa, avise seu cuidador. Talvez você esteja perdendo líquido amniótico.

Sua saúde física

Suas emoções

Algo especial para contar?

Dia 237

DATA ______ / ______ / ______ **LUA** ☐ **Cheia** ☐ **Minguante** ☐ **Nova** ☐ **Crescente**

Você tem se sentido mal-humorada? Irrita-se por qualquer coisa? Isso é muito normal! Afinal, o peso da barriga pode trazer todo tipo de desconforto e você não vê a hora de sua gravidez chegar ao fim. Tenha um pouco mais de paciência! Procure fazer coisas que lhe tragam prazer, para que os dias passem mais rápido.

Sua saúde física

Suas emoções

Algo especial para contar?

Dia 238

DATA ______ / ______ / ______ **LUA** ☐ **Cheia** ☐ **Minguante** ☐ **Nova** ☐ **Crescente**

Na sua próxima consulta, pergunte ao seu cuidador se ele acha necessário que você passe pelo enema (lavagem intestinal) ao chegar à maternidade. Alguns obstetras solicitam que isso seja feito, para evitar que a parturiente evacue ao fazer força durante o trabalho de parto. Mas isso é dispensável, porque, mesmo com a lavagem, praticamente todas as mulheres evacuam no trabalho de parto, só que nem percebem. E não há constrangimento nisso nem riscos de infecção para o bebê, porque a limpeza é feita imediatamente.

Sua saúde física

Suas emoções

Algo especial para contar?

Decúbito dorsal e parto de cócoras: qual o mais fisiológico?

A posição deitada dissocia completamente a mulher da chegada de seu filho. Ela permanece com o olhar dirigido para o forro da sala, totalmente desinformada do que sucede na sua esfera genital. Nada vê, apenas imagina. Não acompanha o resultado do seu esforço, ao contrário do que acontece com a mulher ajoelhada ou acocorada que, com atenção, acompanha nos mínimos detalhes a chegada de seu filho. Com esforço, pode observar o resultado da ação das contrações, sobre as quais exerce algum controle voluntário. O contato visual materno-infantil se estabelece de imediato.

Moysés Paciornik – do livro *Aprenda a viver com os índios*, da Editora Espaço e Tempo

O nascimento não é um ato: é um processo.
Erich Fromm

SEMANA 35

Dia 239

DATA ______ / ______ / ______ **LUA** ☐ **Cheia** ☐ **Minguante** ☐ **Nova** ☐ **Crescente**

Se você sofre de prisão de ventre crônica, aí sim poderá precisar fazer a lavagem intestinal. Esta é a única indicação real para a lavagem, porque as fezes secas atrapalham, formando um obstáculo para o bebê nascer. Mas se você já sabe que tem esse problema, redobre no nono mês os cuidados com sua alimentação para aliviar a prisão de ventre (ingerindo mais fibras e líquidos). Você também poderá, quando iniciar o trabalho de parto, usar um supositório de glicerina para ajudá-la a evacuar em casa.

Sua saúde física

Suas emoções

Algo especial para contar?

O pré-natal

Como foram suas consultas? O que foi falado? O que você relatou? Conte tudo o que achar importante.

Dia 240

DATA ______ / ______ / ______ **LUA** ☐ **Cheia** ☐ **Minguante** ☐ **Nova** ☐ **Crescente**

Seu filho está a cada dia mais fofinho! Todas as suas ruguinhas já estão quase completamente preenchidas por gordura.

Sua saúde física

Suas emoções

Algo especial para contar?

Dia 241

DATA ______ / ______ / ______ **LUA** ☐ **Cheia** ☐ **Minguante** ☐ **Nova** ☐ **Crescente**

Muito provavelmente, suas maiores queixas agora são dores nos quadris (incluindo a região pélvica) e na região lombar. Que tal contratar um massoterapeuta especialista em gestantes para realizar massagens na região lombar pelo menos duas vezes por semana? E ele não irá se restringir a essa área. Com certeza, fará uma massagem completa em todo o seu corpo, que lhe trará grande relaxamento e a ajudará a diminuir a ansiedade.

Sua saúde física

Suas emoções

Algo especial para contar?

Dia 242

DATA ______ / ______ / ______ **LUA** ☐ **Cheia** ☐ **Minguante** ☐ **Nova** ☐ **Crescente**

Sempre que possível, em casa e no trabalho, mantenha suas pernas e seus pés elevados, para ativar sua circulação sanguínea e evitar dormências e inchaços.

Sua saúde física

Suas emoções

Algo especial para contar?

Dia 243

DATA ______ / ______ / ______ **LUA** ☐ **Cheia** ☐ **Minguante** ☐ **Nova** ☐ **Crescente**

Na próxima consulta, pergunte ao seu cuidador se ele indica a raspagem dos pelos pubianos (tricotomia) para o parto ou se basta que você os apare em casa, antes de ir para a maternidade.

Sua saúde física

Suas emoções

Algo especial para contar?

Você sabia?

Antigamente, acreditava-se que manter os pelos pubianos durante o parto era anti-higiênico e que raspá-los evitava infecções. Porém, hoje já se sabe que o oposto pode ocorrer: no local onde os pelos foram raspados com gilete surgem microcortes na pele, imperceptíveis a olho nu. Esses cortes são focos prováveis de infecções! Mesmo que a gestante se depile em casa, os poros também ficam abertos. E isso sem falar no pós-parto: quando os pelos começam a crescer, coçam, encravam e provocam um tremendo desconforto. Por tudo isso, para o trabalho de parto, basta que os pelos pubianos sejam aparados.

Dia 244

DATA ______ / ______ / ______ **LUA** ☐ **Cheia** ☐ **Minguante** ☐ **Nova** ☐ **Crescente**

Os seus seios andam ainda mais sensíveis? Não há nada de errado com eles... Pelo contrário! Estão assim porque aceleraram o preparo para iniciar a produção de leite. Lembre-se de usar um sutiã bem confortável e que dê realmente firmeza.

Sua saúde física

Suas emoções

Algo especial para contar?

O amor de mãe é paz. Ele não precisa ser adquirido, não precisa ser merecido.
Erich Fromm

Dia 245

DATA ______ / ______ / ______ **LUA** ☐ **Cheia** ☐ **Minguante** ☐ **Nova** ☐ **Crescente**

Fique atenta no caso de acontecerem inchaços no seu rosto e em suas mãos (mas não os confunda com um possível excesso de peso que você tenha ganhado...). Se isso acontecer, procure o quanto antes o seu cuidador, porque podem se tratar de sinais de toxemia gravídica.

Sua saúde física

Suas emoções

Algo especial para contar?

Assim que cada contração vem, parece que uma onda está se formando no horizonte. A mãe automaticamente ajusta o ritmo de sua respiração para ir ao encontro da onda e, quando ela chega, "nada" por cima da onda com braçadas cautelosas, porém deliberadas, por cima da crista; então começa a sentir a onda passar; sua respiração fica mais suave e ela descansa. No fim de cada contração, a mãe respira profundamente.

Sheila Kitzinger – Antropóloga, autora de livros

Comentários:

Deus não poderia estar em todos os lugares, por isso Ele criou as mães.
Provérbio judeu

SEMANA 36

Dia 246

DATA ______ / ______ / ______

LUA ☐ **Cheia** ☐ **Minguante** ☐ **Nova** ☐ **Crescente**

Comemore: você está entrando no nono mês de gestação! Falta pouco para ter seu filho nos braços... Embora o bebê considerado a termo nasça apenas após a 38ª semana, ele já está totalmente desenvolvido, mede cerca de 47 centímetros e pesa em torno de 2.700 a 2.900 gramas. Medidas muito boas para ele nascer com saúde e fazer muito sucesso na vida fora do útero!

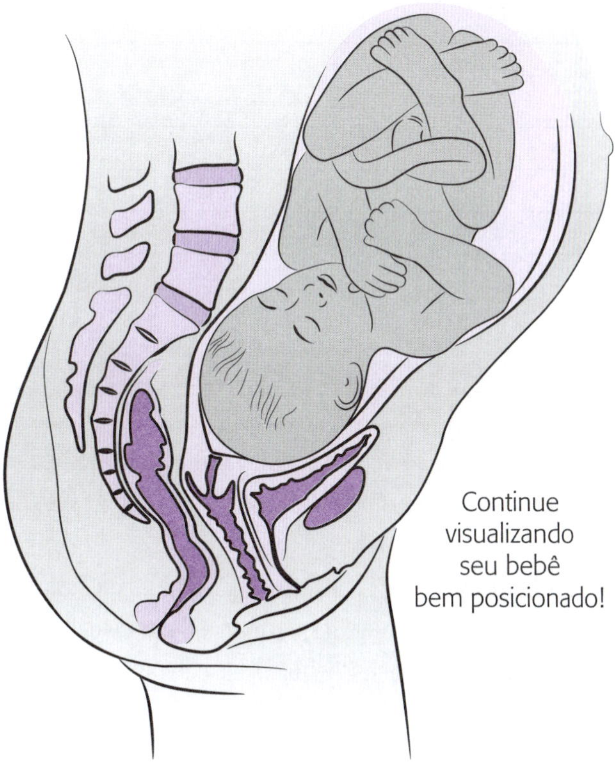

Continue visualizando seu bebê bem posicionado!

Sua saúde física ______

Suas emoções ______

Algo especial para contar? ______

Dia 247

DATA ______ / ______ / ______ **LUA** ☐ **Cheia** ☐ **Minguante** ☐ **Nova** ☐ **Crescente**

Possivelmente, suas visitas ao cuidador agora passarão a ser semanais. Ele também poderá pedir novos exames para avaliar se está tudo bem com você e com seu bebê.

____

____

Sua saúde física ____

____

____

Suas emoções ____

____

____

Algo especial para contar? ____

____

____

____

____

Possíveis exames rotineiros no final da gravidez

Ecocardiografia – Verifica como está o coração do bebê, sobretudo se a gestante tem histórico de problemas cardíacos ou se há suspeita de malformação cardíaca. É também feito na 24ª semana.

Cardiotocografia – Confere oscilações na frequência cardíaca do feto para saber se ele está em sofrimento. Na reta final da gravidez, é o exame utilizado para observar a vitalidade da gestação e a regularidade das contrações uterinas, que provocam aceleração dos batimentos cardíacos do bebê.

Dopplerfluxometria – Avalia a circulação do sangue materno para a placenta e desta para o bebê. Exame muito útil para gestantes hipertensas ou diabéticas.

Cultura da secreção vaginal – Está se tornando rotina na prevenção de infecções neonatais. É feita a cultura de material coletado do colo do útero para apontar a presença ou não de estreptococos no canal de parto. Se a bactéria não for eliminada, o bebê pode ser contaminado no nascimento.

Dia 248

DATA ______ / ______ / ______ **LUA** ☐ **Cheia** ☐ **Minguante** ☐ **Nova** ☐ **Crescente**

De agora em diante, você vai se sentir mais cansada. É hora, então, de descansar o máximo que puder, guardando suas energias para o trabalho de parto. Pense, talvez, em solicitar a seu cuidador que lhe dê uma licença médica para você poder repousar livre do estresse do trabalho.

Sua saúde física

Suas emoções

Algo especial para contar?

Dia 249

DATA ______ / ______ / ______ **LUA** ☐ **Cheia** ☐ **Minguante** ☐ **Nova** ☐ **Crescente**

Alguns estudos comprovam que seu bebê já chora dentro do útero! E ele também faz caretas quando sente um gosto ruim que recebe através do líquido amniótico, quando você come algum alimento estranho para ele.

Sua saúde física

Suas emoções

Algo especial para contar?

Dia 250

DATA ______ / ______ / ______ **LUA** ☐ **Cheia** ☐ **Minguante** ☐ **Nova** ☐ **Crescente**

Está difícil dormir não apenas devido ao tamanho da barriga, mas porque seu filho não para de se mexer durante a madrugada? Não fique aborrecida! O fato é que a maioria dos bebês dorme durante o dia, embalados pelo movimento da mãe em suas atividades, e ficam acordados à noite, quando a mãe está paradinha. Isso vai acabar servindo de treino para você, porque em breve terá que acordar algumas vezes de madrugada para amamentar e trocar fraldas... Uma dica para vencer a sua "insônia provocada" é dormir na rede: ela irá embalar o bebê e você.

Sua saúde física

Suas emoções

Algo especial para contar?

Dia 251

DATA ______ / ______ / ______ **LUA** ☐ **Cheia** ☐ **Minguante** ☐ **Nova** ☐ **Crescente**

A quantidade de líquido amniótico em seu útero começa a diminuir. Isto servirá para seu cuidador verificar a proximidade da data do nascimento. Quanto menos líquido, mais perto estará o parto!

Sua saúde física

Suas emoções

Algo especial para contar?

Dia 252

DATA ______ / ______ / ______ **LUA** ☐ **Cheia** ☐ **Minguante** ☐ **Nova** ☐ **Crescente**

Você já reparou que, nos resultados dos exames de ultrassonografia, sempre vem escrito a fase em que se encontra o amadurecimento da placenta? Este é mais um dado que aponta a proximidade do parto. A placenta grau zero corresponde à normalidade na gestação; grau I, ao começo do amadurecimento; grau II, a um amadurecimento ainda maior; e grau III, ao amadurecimento total, sendo uma indicação de que o bebê está a termo. Esses dados são importantes para o seu cuidador avaliar em conjunto com outros dados.

Sua saúde física ______

Suas emoções ______

Algo especial para contar? ______

Cuidado terno, amoroso

O psiquiatra James L.Halliday (1948), escreve:

Uma vez que os primeiros meses imediatamente após o nascimento podem ser considerados como continuação direta do estado intrauterino, há necessidade da manutenção de um íntimo contato corporal com a mão para que sejam satisfeitas as exigências dos sentidos cinestésico e muscular. Isto demanda que o bebê seja carregado no colo com segurança, que o amamentem a intervalos regulares, que seja embalado, acariciado, que lhe falem, que o tranquilizem.

Ashley Montagu – do livro *Tocar, o significado humano da pele,* Summus Editorial

Gente grande não entende nada sozinha, e para as crianças
é cansativo sempre ter de lhes dar explicações.
Antoine de Saint-Exupery

SEMANA 37

Dia 253

DATA ______ / ______ / ______ **LUA** ☐ **Cheia** ☐ **Minguante** ☐ **Nova** ☐ **Crescente**

Embora esteja bem apertadinho em sua barriga, seu filho continua se mexendo. Se durante cinco horas seguidas você não perceber algum movimento dele, avise seu cuidador. Mas atenção: antes, tente observar se é você que não está percebendo seu filho se mexer. Não raro, as gestantes ficam tão tensas e ansiosas nesse finzinho de gravidez que podem se confundir.

Sua saúde física ______

Suas emoções ______

Algo especial para contar? ______

Comentários:

Os bebês esperados com amor, alegria e consciência têm um bom desenvolvimento da linguagem, boa psicomotricidade – fina e motora –, uma afetividade saudável e um excelente desenvolvimento cognitivo. Tais são as dádivas e os benefícios de uma educação temprana.

David Chamberlain, Ph.D.

Dia 254

DATA ______ / ______ / _______ **LUA** ☐ **Cheia** ☐ **Minguante** ☐ **Nova** ☐ **Crescente**

Ao final dessa semana, considera-se que chegou o período exato para seu bebê nascer. Mas se nascer agora, ele já estará perfeito e bem desenvolvido. Não raro mulheres dão à luz na 37ª semana, devido a um pequeno erro no cálculo da data provável do parto, quando elas não souberam informar ao obstetra a data exata da última menstruação. Por isso, você precisa ficar atenta aos sinais de que está entrando em trabalho de parto.

____

____

Sua saúde física _______________

____

____

Suas emoções _______________

____

____

Algo especial para contar? _______________

____

____

Dia 255

DATA ______ / ______ / _______ **LUA** ☐ **Cheia** ☐ **Minguante** ☐ **Nova** ☐ **Crescente**

Os sinais de que você está entrando em trabalho de parto variam muito. Mas, em geral, você sentirá pelo menos um – ou mais de um – dos sintomas relatados neste dia e nos seguintes. Observe se, pela vagina, você libera um muco com sangue, semelhante a um catarro. Este é o tampão do colo do útero. Ele poderá sair de uma vez só (no dia do parto ou na véspera) ou ficar saindo aos poucos, durante semanas. Em geral, é o primeiro sinal de que o parto se aproxima.

____

____

Sua saúde física _______________

____

____

Suas emoções _______________

____

____

Algo especial para contar? _______________

____

____

Dia 256

DATA ______ / ______ / ______ **LUA** ☐ **Cheia** ☐ **Minguante** ☐ **Nova** ☐ **Crescente**

O aparecimento de contrações (que são como cólicas menstruais fortes, seguidas de endurecimento da barriga) ritmadas é outro sinal de que chegou a hora do parto. Elas acontecem em intervalos certinhos, como um verdadeiro relógio. No entanto, se você fizer algum tipo de esforço no final da gravidez, poderá sentir uma contração forte, só que ela não se repete ritmadamente. É sinal de que não entrou em trabalho de parto. Mas fique atenta, porque as contrações podem evoluir e adquirir ritmo.

Sua saúde física

Suas emoções

Algo especial para contar?

Dia 257

DATA ______ / ______ / ______ **LUA** ☐ **Cheia** ☐ **Minguante** ☐ **Nova** ☐ **Crescente**

Se a bolsa d'água romper, também é uma indicação de que o trabalho de parto começou. Anote o horário em que ela rompeu para comunicar ao seu cuidador. Mas saiba que ainda poderá levar um dia inteiro até seu filho nascer. Às vezes, a bolsa só rompe mais tarde, ao longo do trabalho de parto, e também pode acontecer que o bebê nasça dentro da bolsa d'água intacta – para essas crianças, dá-se o nome de "empelicadas" e, segundo a sabedoria popular, bebês nascidos assim são pessoas de sorte.

Sua saúde física

Suas emoções

Algo especial para contar?

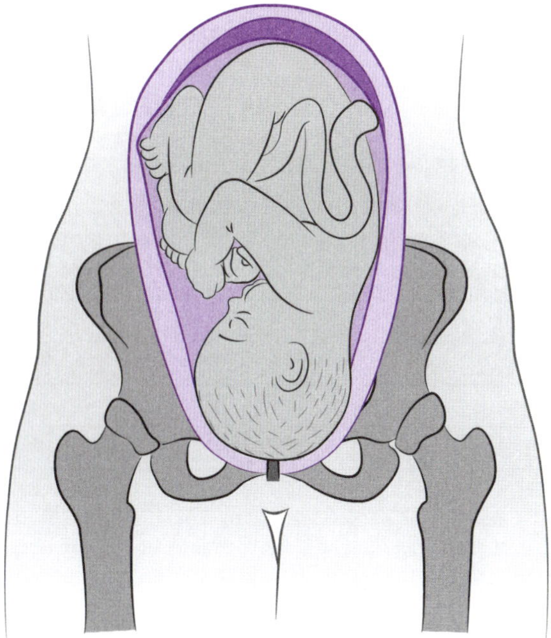

"Estou apertado, mas sentindo em todo o meu corpo a presença da mamãe!"

Hormônio ocitocina facilita o parto

O obstetra francês Michel Odent, um grande defensor do parto fisiológico, natural e humanizado, compara a liberação do hormônio ocitocina em dois momentos da vida da mulher: no ato sexual, para atingir o orgasmo, e durante o trabalho de parto, para originar as contrações. Mas ele defende que, para que a parturiente seja capaz de liberar altas doses de ocitocina (o que facilitará o nascimento), ela deveria estar na mesma situação de intimidade que se encontra durante o ato sexual. Só que, de uns tempos para cá, as mulheres dão à luz num ambiente frio e impessoal, rodeadas por especialistas – sobretudo homens – que elas estão vendo pela primeira vez naquele momento. Com isso, não conseguem relaxar a ponto de produzir ocitocina de maneira eficaz, para que o parto aconteça facilmente.

Odent lembra que as fêmeas de animais mamíferos, quando vão ter seus filhotes, procuram um local onde fiquem sozinhas. O mesmo acontecia em fases remotas com as mulheres, que se isolavam para dar à luz. Mais para a frente, elas passaram a receber ajuda apenas de mulheres de seu convívio e o parto ocorria em suas casas (território de confiança das parturientes). Com isso, elas não sentiam vergonha, relaxavam e produziam boas doses de ocitocina. Já no século XX, houve a masculinização do cenário do parto, quando surgiu a figura do obstetra (inicialmente, sempre um homem). De acordo com Odent, a ocitocina é um hormônio que depende de fatores ambientais e sua produção se intimidaria diante da presença de estranhos e observadores. Por esse motivo, ele sugere a retomada de um ambiente mais feminino, mais íntimo e mais aconchegante para que as gestantes deem a luz. A parteira liberal Ina May Gaskin, mundialmente conhecida, explica que nossos esfíncteres são tímidos.

Dia 258

DATA ______ / ______ / ______ **LUA** ☐ **Cheia** ☐ **Minguante** ☐ **Nova** ☐ **Crescente**

Observe se o líquido da bolsa d'água é claro, indicando que está tudo correndo normalmente. Se for escuro, é sinal de que pode haver mecônio (fezes do bebê), representando riscos a seu filho. Avise imediatamente ao seu cuidador.

Sua saúde física

Suas emoções

Algo especial para contar?

Dia 259

DATA ______ / ______ / ______ **LUA** ☐ **Cheia** ☐ **Minguante** ☐ **Nova** ☐ **Crescente**

Se o rompimento vier seguido por contrações fortes e curtas, ligue sem demora para o seu cuidador. Se não vier com essas contrações, mantenha-se tranquila porque o trabalho de parto sequer começou...

Sua saúde física

Suas emoções

Algo especial para contar?

SEMANA 38

Dia 260

DATA ______ / ______ / ______ **LUA** ☐ **Cheia** ☐ **Minguante** ☐ **Nova** ☐ **Crescente**

Parabéns por mais esta vitória: você conseguiu levar sua gravidez até o momento considerado ideal para o nascimento! Mantenha-se calma e confiante. A partir de agora o seu bebê já pode nascer sem ser considerado prematuro.

____

____

Sua saúde física ____

____

____

Suas emoções ____

____

____

Algo especial para contar? ____

____

____

❶ **Colo fechado** – como ele precisa estar durante a gravidez

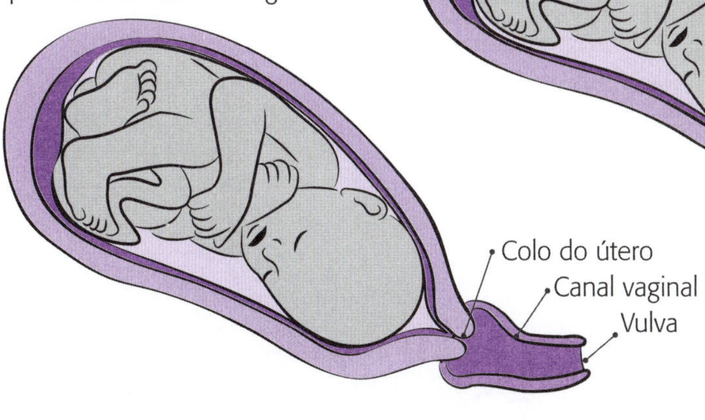

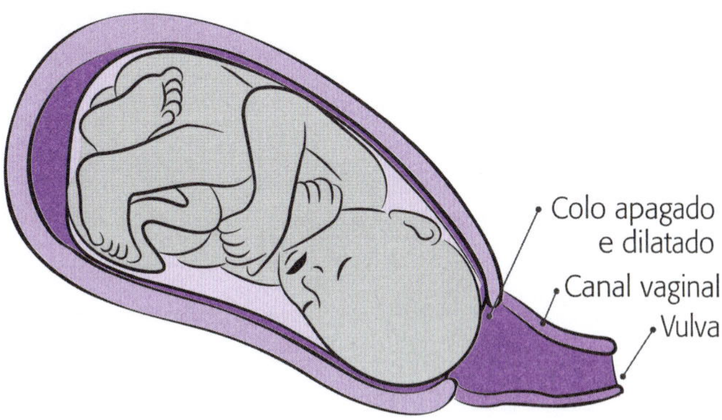

❷ **Colo dilatado** – pronto para o parto

Dia 261

DATA ______ / ______ / ______ **LUA** ☐ **Cheia** ☐ **Minguante** ☐ **Nova** ☐ **Crescente**

Nas suas idas semanais ao cuidador, ele começará a verificar o grau de dilatação do seu colo do útero, feito através do exame de toque. O que provoca essa dilatação, que permitirá a passagem do bebê, são as contrações. No entanto, há gestantes que começam a apresentar a dilatação do colo do útero sem qualquer sinal indicativo. O cuidador precisa ficar atento!

Sua saúde física

Suas emoções

Algo especial para contar?

Dia 262

DATA ______ / ______ / ______ **LUA** ☐ **Cheia** ☐ **Minguante** ☐ **Nova** ☐ **Crescente**

Após a bolsa d'água se romper, se não surgirem contrações fortes e ritmadas, comece a tomar algumas atitudes para provocar e acelerar o trabalho de parto. Por exemplo, caminhe bastante em um lugar ventilado, porque ajuda na oxigenação e na força da gravidade.

Sua saúde física

Suas emoções

Algo especial para contar?

Dia 263

DATA ______ / ______ / ______ **LUA** ☐ **Cheia** ☐ **Minguante** ☐ **Nova** ☐ **Crescente**

Comece a fazer exercícios de *yoga* para dar início às contrações e ajudar o bebê a descer. Você pode fazer a "borboleta" e ficar de cócoras por um tempo. Nessa posição, o cóccix fica livre e vai para trás, facilitando o nascimento. Caso você não consiga ficar de cócoras sozinha, pode segurar na cama, numa cadeira ou na mão de seu acompanhante.

Sua saúde física

Suas emoções

Algo especial para contar?

Dia 264

DATA ______ / ______ / ______ **LUA** ☐ **Cheia** ☐ **Minguante** ☐ **Nova** ☐ **Crescente**

Você pode tomar chás que induzem as contrações, como os de canela, gengibre e artemísia. Prepare-os bem fortes. (Atenção: estes chás são contraindicados nos outros meses de gestação!)

Sua saúde física

Suas emoções

Algo especial para contar?

Dia 265

DATA ______ / ______ / ______ **LUA** ☐ **Cheia** ☐ **Minguante** ☐ **Nova** ☐ **Crescente**

Quando as contrações chegarem para valer, elas começarão durando aproximadamente 25 segundos e acontecerão repetidas vezes. Elas irão se repetir em intervalos regulares, mas você provavelmente só observará esse período de tempo quando passarem a acontecer com menor proximidade, como de 15 em 15 minutos. E quanto menor for o intervalo, maior será a duração de cada contração (cerca de 50 a 70 segundos).

Sua saúde física

Suas emoções

Algo especial para contar?

Dia 266

DATA ______ / ______ / ______ **LUA** ☐ **Cheia** ☐ **Minguante** ☐ **Nova** ☐ **Crescente**

A essa altura, você já deverá ter avisado seu cuidador de que entrou em trabalho de parto. Ao ligar para ele, passe todos os detalhes: a que horas rompeu a bolsa d'água (se é que rompeu), quando começaram as contrações e de quanto em quanto tempo estão acontecendo. Vá para o posfácio do *Diário* e use a tabela das contrações. Você pode fazer cópia antes para anotar no dia.

Sua saúde física

Suas emoções

Algo especial para contar?

Exercícios de *yoga* para ajudar nas contrações e na descida do bebê

❶ Rotação pélvica

Em pé, faça a rotação dos quadris: gire para um lado, depois para o outro. O ideal é que, paralelamente, realize a respiração *bhástrika* (rápida, superficial e feita apenas pelo nariz). Faça este exercício durante as contrações. Por ser simples, você pode praticá-lo quando estiver em casa e ao chegar na maternidade, enquanto espera na recepção para ser internada.

❷ Andar de pato

Fique de cócoras e dê as mãos para a doula ou para seu acompanhante. Comece a andar para a frente, mantendo-se agachada: primeiro desloque uma perna, depois a outra. É um caminhar semelhante ao de um pato. Este exercício também pode ser feito no finalzinho da gravidez, ajudando a induzir o trabalho de parto que está demorando a se iniciar.

❸ *Mayariasana* ou gatinho

No chão, fique em quatro apoios, com joelhos bem separados e as mãos espalmadas. Inspire e arqueie a coluna para cima, abaixando a cabeça e as nádegas. Imediatamente, expire e arqueie a coluna para baixo, elevando a cabeça e as nádegas. Sem parar, vá fazendo esse movimento como se fosse uma ondulação em sua coluna (assim como os gatos fazem). Repita quantas vezes quiser (no máximo, 15 movimentos completos). Por fim, sente sobre os calcanhares, coloque a testa no chão, mantendo os braços totalmente esticados à frente. Relaxe nessa posição. Quando for levantar a cabeça e as nádegas, faça bem devagar, até se sentir confortável para sentar.

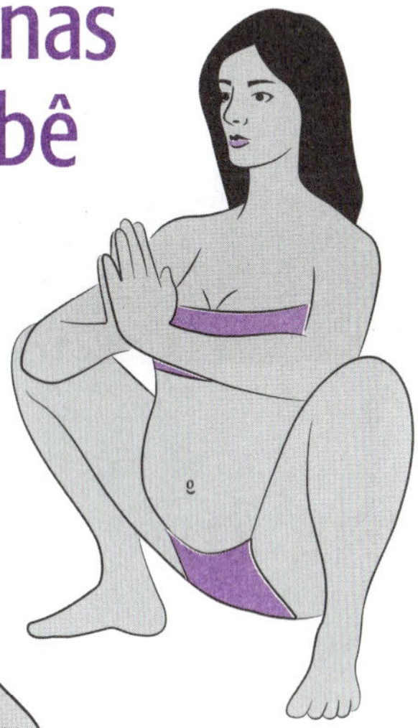

❶

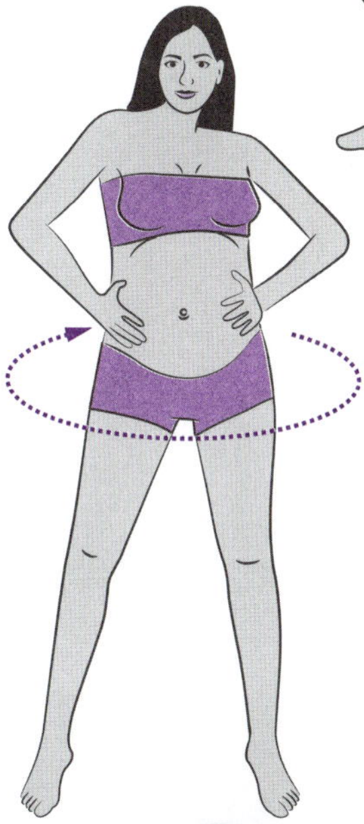

❷

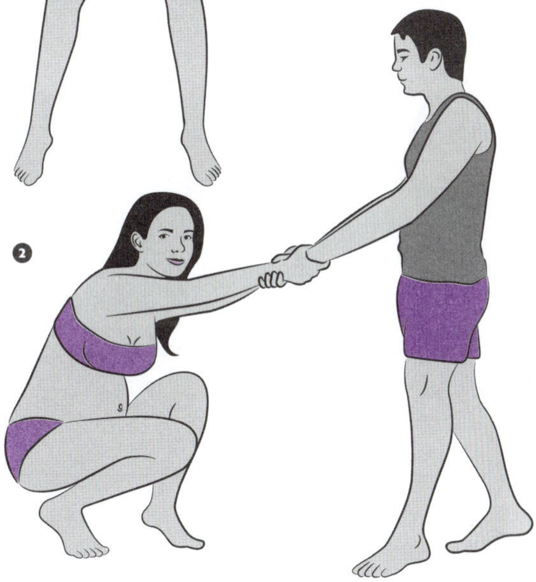

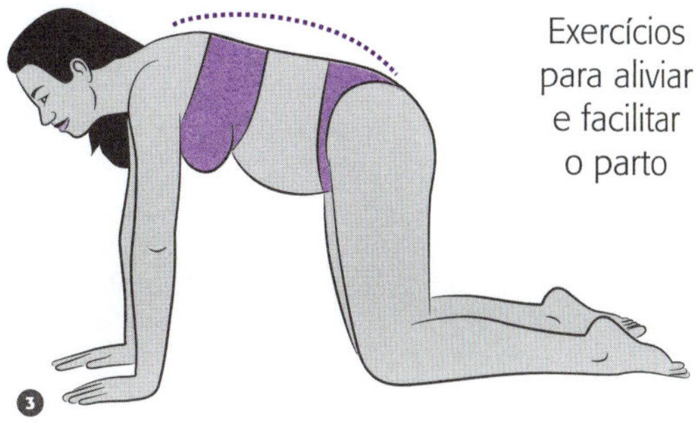

❸

Exercícios para aliviar e facilitar o parto

SEMANA 39

Dia 267

DATA ______ / ______ / ______ **LUA** ☐ **Cheia** ☐ **Minguante** ☐ **Nova** ☐ **Crescente**

Mas, afinal, se o seu parto não for em casa, a que horas você deve ir para a maternidade? Se você mora perto, o ideal é que só vá para lá quando as contrações estiverem acontecendo de três em três minutos. Mas, em casa, você já pedirá que seu cuidador faça contato com a maternidade a fim de reservar um quarto para você. O fato é: se você fez um bom preparo ao longo de sua gravidez e se participou de um curso de parto, saberá as atitudes corretas a tomar enquanto permanece mais à vontade em sua própria casa, ainda mais se estiver acompanhada por uma doula. Mas, se está insegura, todos os exercícios e preparos que está fazendo em casa poderão ser realizados no quarto da maternidade.

Sua saúde física

Suas emoções

Algo especial para contar?

Comentários:

Os fatores essenciais para o desenvolvimento saudável do feto são a imaginação da mãe, sua vida interior, seu olhar sobre a vida e sua alimentação. Da qualidade destes fatores dependerá a autoestima da criança.

Eleanor Madruga Luzes, Ph.D.

O pré-natal

Como foram suas consultas? O que foi falado? O que você relatou? Conte tudo o que achar importante.

Dia 268

DATA ____ / ____ / ____ **LUA** ☐ **Cheia** ☐ **Minguante** ☐ **Nova** ☐ **Crescente**

Durante as contrações, você precisa ter domínio sobre suas emoções e tentar relaxar toda sua musculatura. Sei que parece difícil, porque você estará sentindo dor. Mas experimente permanecer encostada num travesseiro alto, mantendo o corpo o mais solto possível e fazendo respirações aceleradas ou profundas pelo nariz. Você vai ver como o desconforto melhora! Também há parturientes que preferem caminhar durante as contrações, sentindo alívio dessa forma. Faça o que for melhor para você!

Sua saúde física

Suas emoções

Algo especial para contar?

Dia 269

DATA ______ / ______ / ______ **LUA** ☐ **Cheia** ☐ **Minguante** ☐ **Nova** ☐ **Crescente**

Nos intervalos das contrações, procure descansar. Mas se for ainda no início, quando são mais espaçadas, aproveite para fazer os exercícios de *yoga* que facilitam a descida do bebê, como as posturas de cócoras e as mais verticalizadas, juntamente com exercícios respiratórios. Andar também é bom.

Sua saúde física

Suas emoções

Algo especial para contar?

Dia 270

DATA ______ / ______ / ______ **LUA** ☐ **Cheia** ☐ **Minguante** ☐ **Nova** ☐ **Crescente**

Para relaxar na fase ativa do trabalho de parto, você também pode ficar imersa numa banheira com água morna. Mas isso apenas se a bolsa d'água não estiver rota. Caso contrário, dê preferência ao chuveiro com àgua corrente bem quentinha.

Sua saúde física

Suas emoções

Algo especial para contar?

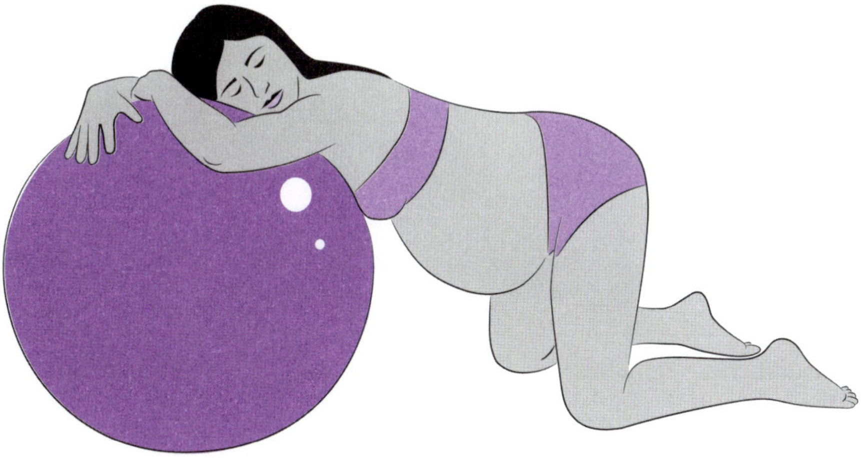

Esta posição relaxa e alivia a coluna

Dia 271

DATA ______ / ______ / ______ **LUA** ☐ **Cheia** ☐ **Minguante** ☐ **Nova** ☐ **Crescente**

Receber massagens na região lombar também ajuda bastante no seu relaxamento entre e durante as contrações. Se você não estiver sendo acompanhada por uma doula, peça para o seu companheiro ou a sua acompanhante (sua mãe, sua irmã, uma amiga...) fazer essa massagem em você.

Sua saúde física

Suas emoções

Algo especial para contar?

Dia 272

DATA ______ / ______ / ______ **LUA** ☐ **Cheia** ☐ **Minguante** ☐ **Nova** ☐ **Crescente**

Para dar à luz, você tem direito a optar por uma posição verticalizada (como a de cócoras), o que facilita bastante o nascimento por conta da ação da gravidade. Nessa posição, poderá continuar recebendo massagens na coluna, o que alivia a dor das contrações e da expulsão. Você tem direito, inclusive, de assumir qualquer posição que deseje, no leito ou não, podendo ficar deitada, de cócoras, em pé e até mesmo caminhar durante o trabalho de parto.

Sua saúde física

Suas emoções

Algo especial para contar?

Manejo da dor do parto

Não se apavore com a possibilidade de sentir dor durante o trabalho de parto. Isso é muito relativo. Há mulheres que relatam que é uma dor bastante suportável e, por isso, nem pediram para tomar analgesia. Mas se você sentir necessidade, é seu direto recebê-la. Há, também, outras formas excelentes não farmacológicas para diminuir e suportar a dor:

- estar na companhia de quem você gosta e confia;
- ser acompanhada por uma doula ajuda muito. Algumas delas, além do encorajamento e das massagens, aplicam técnicas para alívio da dor, como usar compressas quentes e frias, acupuntura, *do-in*, aromaterapia e outras;
- tomar banhos de água morna, até mesmo no chuveiro. Deixe a água caindo em cima da barriga e das costas. O banho de imersão produz o mesmo efeito;
- caminhar durante o trabalho de parto;
- assumir a posição que for melhor para você;
- receber toques ou massagens do acompanhante;
- realizar técnicas que concentrem a atenção, como adotar uma respiração ritmada e pelo nariz ou outra que você escolher, além de fazer comandos verbais e relaxar. Tudo isso desvia a sua atenção da dor;
- para ajudá-la a relaxar, o acompanhante poderá colocar música ambiente.

Dia 273

DATA ______ / ______ / ______ **LUA** ☐ **Cheia** ☐ **Minguante** ☐ **Nova** ☐ **Crescente**

Quanto mais contrações acontecerem e seu colo for apagando, mais você libera um muco gelatinoso, com a aparência de clara de ovo. Isso é um bom sinal e indica que você já pode estar com boa dilatação do colo do útero (e o bebê desce e nasce quando a dilatação chega a dez centímetros).

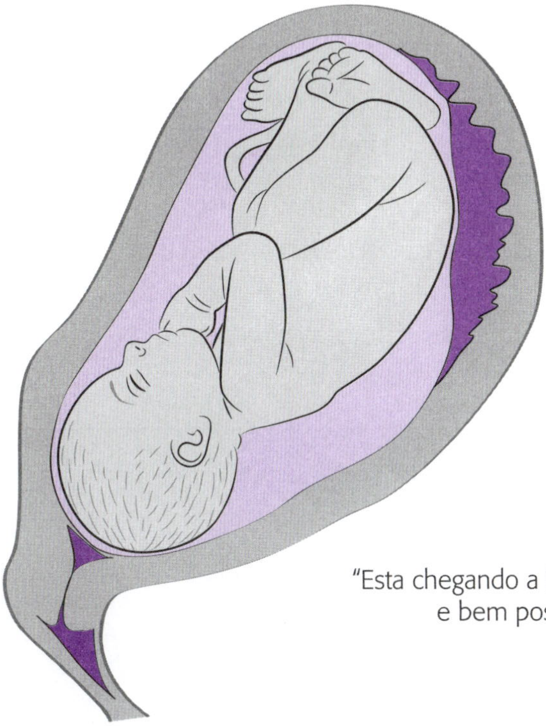

"Esta chegando a hora, estou pronto e bem posicionado!"

Sua saúde física ____________________

Suas emoções ____________________

Algo especial para contar? ____________________

SEMANA 40

Dia 274

DATA _____ / _____ / _____ **LUA** ☐ **Cheia** ☐ **Minguante** ☐ **Nova** ☐ **Crescente**

Quando a dilatação já passou de seis centímetros, seu obstetra – se achar necessário – poderá indicar a aplicação da analgesia peridural, porque nesse momento os riscos de que haja involução do trabalho de parto são menores. Mas, ainda assim, o parto poderá ser um pouco mais demorado. A analgesia é aplicada pelo anestesiologista, que fará uma punção num espaço entre suas vértebras e aplicará um cateter para que possam ser ministradas pequenas doses de analgésicos.

Sua saúde física

Suas emoções

Algo especial para contar?

Quando o período de gestação adequada termina e o bebê está pronto para deixar sua primeira matriz para embarcar na grande aventura pelo mundo, seu corpo é que libera os hormônios que detonam todo o sistema do parto. O corpo da mãe recolhe os hormônios liberados pelo bebê, que, por sua vez, detonam os seus próprios. Estes hormônios são passados de volta para o bebê e ficam neste vaivém. Os dois sistemas, o da mãe e o do filho, são planejados para trabalharem juntos em um parto rápido e eficiente. Afinal de contas, o canal do nascimento é muito curto.

Joseph Chilton Pearce – do livro A criança mágica, *da Editora Francisco Alves*

Dia 275

DATA ______ / ______ / ______ **LUA** ☐ **Cheia** ☐ **Minguante** ☐ **Nova** ☐ **Crescente**

Se você estiver com qualquer dúvida em relação aos procedimentos que estão sendo realizadas, não se acanhe em perguntar à equipe de saúde. Este é um dos direitos da parturiente: ter suas dúvidas esclarecidas e ser escutada em seus desejos, suas queixas e reclamações. Não se envergonhe, também, se chorar, gritar, rir... Os profissionais da saúde não irão recriminá-la, porque sabem que estas são reações normais das parturientes.

Sua saúde física

Suas emoções

Algo especial para contar?

Dia 276

DATA ______ / ______ / ______ **LUA** ☐ **Cheia** ☐ **Minguante** ☐ **Nova** ☐ **Crescente**

Você também tem o direito de usar a roupa que quiser durante o trabalho de parto, embora a maioria das gestantes acabe preferindo ficar sem roupa alguma... Mas se isso lhe causar constrangimento, use uma roupa leve e confortável, que não exponha tanto o seu corpo.

Sua saúde física

Suas emoções

Algo especial para contar?

Dia 277

DATA ______ / ______ / ______ **LUA** ☐ **Cheia** ☐ **Minguante** ☐ **Nova** ☐ **Crescente**

Na maioria das vezes, você poderá beber água e receber alimentos líquidos durante o trabalho de parto, como sucos, caldos e sopas. Mas dependendo da situação, é possível que deva ficar em jejum. Converse sobre isso com a equipe obstétrica.

Sua saúde física

Suas emoções

Algo especial para contar?

Dia 278

DATA ______ / ______ / ______ **LUA** ☐ **Cheia** ☐ **Minguante** ☐ **Nova** ☐ **Crescente**

Quando a dilatação estiver muito adiantada e o bebê já estiver descendo pelo canal vaginal, você sentira uma vontade incontrolável de fazer "puxos". A força que você irá empregar é semelhante à de defecar: quando a contração vier, sentirá necessidade de empurrar, de ajudar a saída do bebê. A cada novo puxo, ele desce mais um pouquinho.

Sua saúde física

Suas emoções

Algo especial para contar?

Dia 279

DATA ______ / ______ / ______ **LUA** ☐ **Cheia** ☐ **Minguante** ☐ **Nova** ☐ **Crescente**

Quando seu bebê coroar (quando o alto da cabecinha dele aparece na entrada da vagina peça para lhe avisarem), você deve parar de fazer força e começar a soprar. Inspire e sopre, repetidas vezes, para evitar romper o períneo. Se o bebê descer rápido demais, há o risco, realmente, de rompimento da pele dessa região.

Sua saúde física

Suas emoções

Algo especial para contar?

Dia 280

DATA ______ / ______ / ______ **LUA** ☐ **Cheia** ☐ **Minguante** ☐ **Nova** ☐ **Crescente**

Imediatamente após o nascimento, o pediatra ou a parteira irá verificar as vias aéreas de seu filho, o secará com compressas ou toalhas quentes e, logo em seguida, colocará o bebê sobre o seu abdome ou os seus braços. O contato com sua pele fará com que ele não tenha uma queda de temperatura muito intensa. E, principalmente, este primeiro contato terá um efeito psicológico importantíssimo para você e seu filho, estreitando os laços. Nesse momento, dá-se um poderoso "*imprint*". É um registro límbico que guardamos e que atua por toda a vida do ser humano. Aproveite e tente amamentá-lo. Mas não fique chateada se não conseguir, porque, para alguns bebês, o reflexo de sucção demora um pouco mais para acontecer.

Sua saúde física

Suas emoções

Algo especial para contar?

O parto

Como foi seu parto? Conte detalhadamente aqui!

SEMANA 41

Dia 281

DATA ______ / ______ / ______ **LUA** ☐ **Cheia** ☐ **Minguante** ☐ **Nova** ☐ **Crescente**

A gravidez, em geral, dura 280 dias (contados a partir da data da última menstruação). Quando o cuidador lhe diz a data provável do seu parto (DPP), ele está levando em conta esses 280 dias. Porém, é normal que o nascimento ocorra duas semanas antes ou duas semanas depois da DPP. Por isso, seu diário da gravidez continuará lhe dando dicas até o limite máximo que sua gestação poderá ter: 42 semanas.

Sua saúde física

Suas emoções

Algo especial para contar?

Seu bebê não nasceu até a 40ª semana?

Não há problema algum! Continue caminhando e fazendo sua série de *yoga*. Junto aos profissionais especializados, faça acupuntura, tome homeopatia e florais. Converse com seu bebê e não se influencie pelos comentários à sua volta. Aliás, seria bom que as pessoas nem soubessem em que semana de gravidez você está, para não lhe contagiarem com a própria ansiedade delas.

O amor é a única coisa que cresce à medida que se reparte...
Antoine de Saint Exupery

Dia 282

DATA ______ / ______ / ______ **LUA** ☐ **Cheia** ☐ **Minguante** ☐ **Nova** ☐ **Crescente**

Outro motivo para você solicitar que seu bebê seja colocado em seu colo logo após o nascimento, sendo feita a tentativa de amamentação: há estudos que mostram que o contato pele a pele e a amamentação precoces estão associados à redução de mortalidade no primeiro mês de vida e, também, ao aumento da exclusividade e duração do aleitamento materno nos meses seguintes, contribuindo para o aumento do número de crianças saudáveis e para a redução da mortalidade tardia.

Sua saúde física ______

Suas emoções ______

Algo especial para contar? ______

Dia 283

DATA ______ / ______ / ______ **LUA** ☐ **Cheia** ☐ **Minguante** ☐ **Nova** ☐ **Crescente**

Se você conseguir que seu bebê mame logo após o nascimento, isto trará um efeito positivo também para você. Quando ele começar a estimular a sua mama por conta da sucção, causará liberação de ocitocina. Esse hormônio ajudará na contração do útero, na saída da placenta, na redução do sangramento pós-parto e no estímulo ao fluxo de leite. A liberação de ocitocina também lhe trará uma sensação de calma e relaxamento, além de fazer com que você se apaixone ainda mais por seu bebê (lembra que a ocitocina é considerada "o hormônio do amor"?).

Sua saúde física ______

Suas emoções ______

Algo especial para contar? ______

Dia 284

DATA ______ / ______ / ______ **LUA** ☐ **Cheia** ☐ **Minguante** ☐ **Nova** ☐ **Crescente**

Ao oferecer o seio ao seu filho, toda a aréola que conseguir deve estar dentro de sua boca, e não apenas o mamilo. Para ajudá-lo a mamar, segure o seio com a mão formando um "C" (o dedo polegar fica no limite superior da aréola e o indicador, no limite inferior).

Sua saúde física

Suas emoções

Algo especial para contar?

Sobre a amamentação, saiba que...

- Toda mulher pode produzir leite. Basta ter paciência!
- Quanto mais o bebê mama, mais leite é produzido.
- Dê o peito a seu filho sempre que ele quiser. Não se prenda a horários de mamadas.
- Não é preciso esperar seu peito encher para amamentar seu filho. A maior quantidade de leite é produzida justamente quando ele está mamando.
- Não importa se os seus seios são grandes ou pequenos. Todos produzem leite!
- O uso de bicos artificiais das mamadeiras facilita muito a sucção para o bebê. Ele pode gostar tanto dessa facilidade a ponto de não querer mais o seu peito. Cuidado!

Pois afinal esse som que, sim, dela brota espontaneamente tem a beleza e a gravidade do som emitido, como sem querer, pela mulher que se aproxima do orgasmo!. Quando a mulher que dá à luz deixa que esse som admirável e dilacerante brote dela, sabe-se que se aproxima a bem-aventurança, sabe-se que ela enfim vai dar à luz, quando o som sobe um tom e anuncia o desfecho. Ela está perto do ápice e da felicidade e a chegada, a entrada do herói, está bem próxima.

Frédérick Leboyer – do livro Se me contassem o parto*, da Editora Ground*

Dia 285

DATA ______ / ______ / ______ **LUA** ☐ **Cheia** ☐ **Minguante** ☐ **Nova** ☐ **Crescente**

Logo após o nascimento, você continuará a produzir o colostro. Ele é transparente ou amarelado e tem alto valor nutritivo, sendo rico em proteínas e anticorpos. Fundamental para os primeiros dias do bebê, será tudo o que ele necessita em termos de alimentação. Portanto, não menospreze o colostro, só porque ele não sai na mesma quantidade que o leite, nem sua aparência mais encorpada.

Sua saúde física

Suas emoções

Algo especial para contar?

Dia 286

DATA ______ / ______ / ______ **LUA** ☐ **Cheia** ☐ **Minguante** ☐ **Nova** ☐ **Crescente**

O leite materno propriamente dito começará a descer entre o terceiro e o quinto dia após o nascimento. Você vai sentir logo: seus seios ficarão quentes, inchados e pesados. Talvez você também sinta alterações físicas, como uma febre rápida ou o aparecimento de íngua na axila. Assim que perceber que seu leite desceu, ofereça o peito ao seu filho.

Sua saúde física

Suas emoções

Algo especial para contar?

Dia 287

DATA ______ / ______ / ______

LUA ☐ **Cheia** ☐ **Minguante** ☐ **Nova** ☐ **Crescente**

Nos primeiros dias, sempre que for amamentar, ofereça o primeiro peito até o final, depois o outro, se ele quiser. E quando for iniciar a mamada seguinte, comece dando a seu filho o último peito em que ele mamou. Isso fará com que mame o leite mais gorduroso e ambos sejam estimulados igualmente e produzam leite na mesma medida.

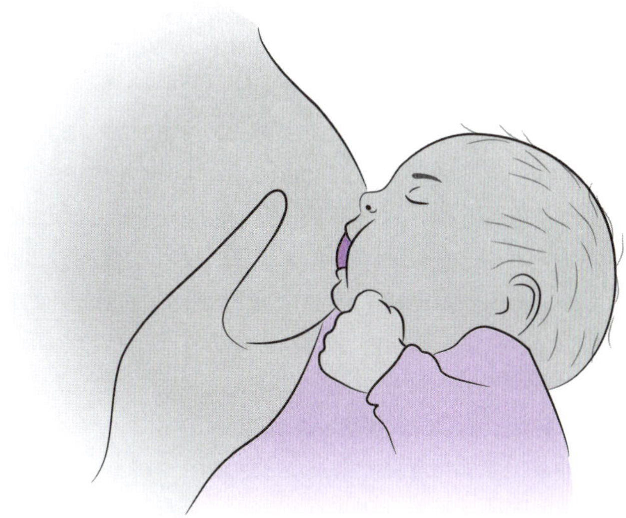

Evite todas as dificuldades fazendo uma boa pega!

Sua saúde física

Suas emoções

Algo especial para contar?

O pré-natal

Como foram suas consultas finais com o cuidador? O que ele falou para você? O que você relatou para ele? Ele pediu algum exame a mais nesta reta final?

O fluxo de consciência de seu bebê

Pesquisas realizadas pelo psiquiatra infantil que mora em Boston, Dr. Peter Wolf, e pelo psicólogo holandês Heinz Prechtl definiram e organizaram os seis diferentes estados de consciência que um bebê recém-nascido tem. Ter conhecimento desses estados permite que você entenda e responda melhor às necessidades de seu bebê ao longo do dia. Os seis estados de consciência são: alerta e atento tranquilo, alerta ativo, sonolência, sono tranquilo, sono ativo e choro.

Durante o estado alerta tranquilo, seu bebê mostra-se responsivo e se concentra em você quando você fala com ele. O corpo dele está relaxado e os olhos atentos. Nesse estado, seu bebê fica muito receptivo e é uma oportunidade maravilhosa para aprofundar seus vínculos com o recém-nascido.

Durante o estado alerta ativo, o bebê apresenta movimentos corporais rítmicos, que parecem ser sua maneira de interagir com você quando você se comunica com ele. Ele estará interessado em olhar ao redor para o ambiente que o cerca, mas pode não estar tão interessado em fazer contato visual com você.

Seu bebê entrará em estado de sonolência quando ele acordar ou estiver em vias de adormecer. Embora seus olhos possam se abrir e fechar, ele não estará concentrando o olhar em nada em particular. Suas pálpebras começarão a se fechar e abrir à medida que ele adormece e acorda e você poderá ver até os olhos dele se virarem para cima enquanto as pálpebras ainda estiverem parcialmente abertas. Ele está no estado entre o sono e o despertar.

Durante o sono tranquilo, o rosto e o corpo do seu bebê estarão relaxados, com muito pouco movimento. A respiração dele estará serena, embora ele possa suspirar de vez em quando.

O sono ativo é o equivalente de bebê do sono REM (Rapid Eyes Moviment, movimento rápido dos olhos) em adultos. Seu bebê estará dormindo, mas fisicamente ativo neste estado. Ele poderá se contorcer e se mover, fazer caretas engraçadas e sugar como se estivesse mamando em determinados períodos. Ele pode até aproximar o corpo e se aninhar colado em você, em busca de calor enquanto se mantém adormecido.

Chorar é a maneira de seu bebê lhe informar que precisa de alguma coisa. Ele pode estar precisando de comida, de calor ou de ser confortado. Você geralmente o acalmará nesse estado ao lhe dar de mamar, pegá-lo no colo e acariciá-lo ou embalá-lo. O choro é uma forma de comunicação para os bebês. Ele pode estar lhe dizendo que está desconfortável ou apenas querendo saber que você está por perto. À medida que você responder carinhosamente ao seu choro, ele aprenderá a confiar que você está ouvindo e cuidando de suas necessidades.

Deepak Chopra – do livro *Origens mágicas, vidas encantadas*, da Editora Rocco.

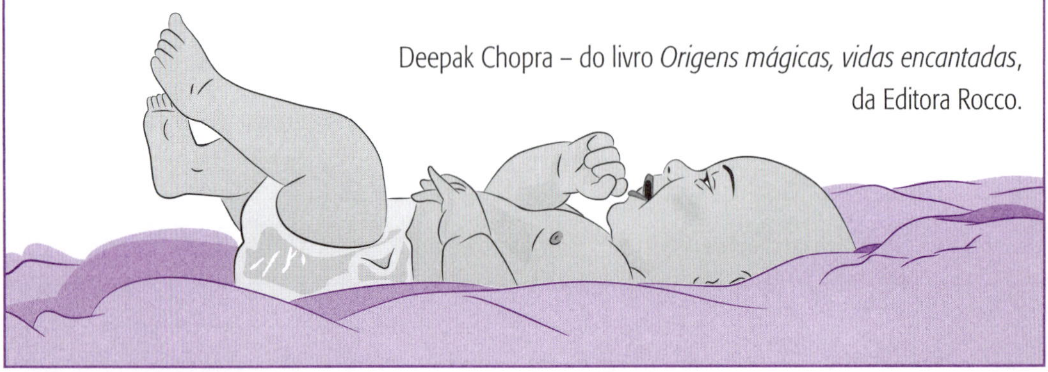

SEMANA 42

Dia 288

DATA ______ / ______ / ______ **LUA** ☐ **Cheia** ☐ **Minguante** ☐ **Nova** ☐ **Crescente**

No início, a produção do leite ainda é um pouco desregulada, podendo sair leite demais e fazendo com que esse excesso empedre. Pode, inclusive, chegar a causar mastite (inflamação das glândulas mamárias), que provoca dor na mama e febre. Para eliminar o leite empedrado, faça massagens circulares a partir da aréola para fora (o leite que estava empedrado descerá, podendo ser armazenado por você) e, em seguida, aplique uma compressa fria (o frio ajuda a reduzir a produção excessiva).

Sua saúde física

Suas emoções

Algo especial para contar?

Comentários:

Os pais passam para seus filhos mais do que uma herança genética. Eles proveem contribuições não genéticas que muito influenciam o desenvolvimento de seus filhos e acarretam profundas implicações ecológicas e evolutivas.

Bruce Lipton, Ph.D., professor de Biologia Molecular

Dia 289

DATA ______ / ______ / ______ **LUA** ☐ **Cheia** ☐ **Minguante** ☐ **Nova** ☐ **Crescente**

Se você produzir muito leite, poderá tirar o excesso e estocar para quando precisar sair e alguém tomar conta de seu filho. Para tirar o leite manualmente, aperte a aréola com o polegar e o indicador, de forma que um dedo vá ao encontro do outro e os dois pressionem a mama em direção ao corpo. Você também pode optar por tirar o leite com bombas manuais ou elétricas, mas aprenda a manuseá-las primeiro.

Sua saúde física

Suas emoções

Algo especial para contar?

Dia 290

DATA ______ / ______ / ______ **LUA** ☐ **Cheia** ☐ **Minguante** ☐ **Nova** ☐ **Crescente**

Em caso de rachaduras no mamilo, evite pomadas cicatrizantes. Elas são gordurosas e deixam a pele menos resistente, tendendo a rachar ainda mais. E mesmo lavando bem só com água antes da mamada, pode ser que fiquem resquícios do medicamento. Prefira soluções naturais, como deixar o seio rachado exposto ao sol durante 15 a 20 minutos (ou ao calor de uma lâmpada de 40 v). Outra dica: aplique gotas do seu leite sobre a rachadura, deixando secar. Manter o peito ventilado (e não abafado o tempo todo no sutiã) é fundamental para a cicatrização.

Sua saúde física

Suas emoções

Algo especial para contar?

Dia 291

DATA ______ / ______ / ______ **LUA** ☐ **Cheia** ☐ **Minguante** ☐ **Nova** ☐ **Crescente**

Para ajudá-la a produzir bastante leite, a primeira regra é ingerir muita água e descansar bastante. Há alimentos que colaboram nesse sentido: canjica (mas com moderação, porque é muito calórica), coco e água de coco, milho e seus derivados, abóbora, beterraba, bardana, frutas doces (como melão e melancia), caldo de cana e seus derivados (melado, rapadura...), broto de alfafa e todos os derivados da soja. Terapias como homeopatia, florais, cromoterapia e fitoterapia também ajudam muito, assim como buscar um estado de profundo relaxamento.

____

____

Sua saúde física ____

____

____

Suas emoções ____

____

____

Algo especial para contar? ____

____

____

A massagem *ayurvédica* para bebês

Desfrute com seu bebê momentos agradáveis de saúde e bem-estar

O termo *ayurveda* vem do sânscrito e significa conhecimento da vida saudável. Essa ciência nasceu na Índia há mais de cinco mil anos, e se difundiu abençoando o planeta com a sabedoria da vida, através do caminho da cura. Ela tem por objetivo equilibrar as emoções do ser humano, oferecendo uma vida mais harmoniosa.

O livro *Massagem ayurvédica para bebês,* da autora Yvonne Jansen-Schulze, publicado pela Editora Novo Século, aborda informações sobre essa terapia indiana, descrevendo passo a passo cada movimento a ser realizado pelos pais e/ou massagistas *ayurvédicos*. De modo simples e prático, a autora explica como essa técnica milenar é capaz de influenciar positivamente o bebê.

As técnicas contidas no livro fortalecem a ligação afetuosa entre pais e filhos, estabelecendo um profundo vínculo de confiança. A técnica consiste em percorrer as vértebras e as articulações do corpo, aumentando a capacidade respiratória, promovendo um profundo relaxamento que permite o contato com o centro vital do organismo. Cólicas, dificuldades de sono, dores na dentição, intranquilidades, choro, manhas, ou qualquer outro desconforto que o bebê venha a manifestar serão tratados com essa massagem. Ele irá relaxar e reencontrar seu equilíbrio.

Um livro essencial para mamães que desejam proporcionar conforto, amor e bem-estar para seus filhos.

Dia 292

DATA ______ / ______ / ______ **LUA** ☐ **Cheia** ☐ **Minguante** ☐ **Nova** ☐ **Crescente**

Tudo o que você come passa para o leite e, consequentemente, é ingerido pelo bebê. Portanto, evite bebidas com cafeína e com álcool, comidas com temperos muito fortes e muito gordurosas e todos os alimentos que causam gases: folhas cozidas, caroço do feijão (o caldo é permitido), leite em excesso, chocolate, batata-doce, aipo (este, inclusive, quando consumido em grandes quantidades, pode secar o leite), louro, frutas ácidas (se quiser comer laranja, só se for laranja doce ou laranja-lima) e massas.

Sua saúde física ______

Suas emoções ______

Algo especial para contar? ______

Dia 293

DATA ______ / ______ / ______ **LUA** ☐ **Cheia** ☐ **Minguante** ☐ **Nova** ☐ **Crescente**

Você também pode se beneficiar do fato de que tudo o que come passa para o leite. Para evitar as cólicas do bebê, tome você própria chás digestivos, como os de erva-doce, hortelã, camomila. As propriedades medicinais desses chás passarão para o leite e ajudarão seu filho a não ter os gases que causam as cólicas. Resista à tentação de dar o chá diretamente para ele em chucas, porque até os seis meses o leite materno deve ser o único alimento oferecido ao seu filho (nesse período, ele não precisará nem de água!).

Sua saúde física ______

Suas emoções ______

Algo especial para contar? ______

Doe seu leite

Que tal fazer um ato de amor a outros bebês que não podem ser amamentados? Doe o seu excedente para bancos de leite! Para armazenar o seu leite, pegue um frasco de vidro com tampa de plástico (como o de maionese), ferva o vidro e a tampa (tire o papel branco da tampa) por 15 minutos, deixe escorrer sobre um pano limpo até secar e, depois, com as mãos e os seios bem lavados, retire seu leite depositando-o diretamente no frasco. Feche-o bem e, na tampa, escreva a data da coleta. Leve ao *freezer* por no máximo 15 dias. Ligue para o banco de leite mais próximo de sua casa para irem buscar a doação.

Dia 294

DATA ______ / ______ / _______ **LUA** ☐ **Cheia** ☐ **Minguante** ☐ **Nova** ☐ **Crescente**

Aqui se completam as 42 semanas! É possível que só agora seu filho esteja pronto para nascer. Existem exames que seu cuidador fará para avaliar a maturidade do bebê.

Sua saúde física

Suas emoções

Algo especial para contar?

Para seu bebê dormir sem choros

O pediatra Harvey Karp criou um método que ajuda a acabar com o choro e a prolongar o sono dos bebês: basta manter a criança embrulhada em um cobertor, cueiro ou qualquer tecido, deitá-la de lado e balançá-la um pouco. Depois, é preciso fazer algum barulho, imitando o som de colmeia. Dessa forma, cria-se um ambiente bastante semelhante ao que o bebê vivia antes de nascer, já que o útero materno é um local apertado e barulhento, no qual ele é embalado o tempo todo pelos movimentos do corpo da mãe. Inicialmente, o bebê pode até resistir. Mas logo acabará aceitando, se acalmando e dormindo. Experimente.

Sua amamentação

O que você sentiu ao amamentar pela primeira vez? E como ocorreu o processo de amamentação em casa? Quando e como foi que seu leite desceu? Você teve algum problema para amamentar? Como o contornou? Conte tudo sobre a amamentação de seu filho

Shantala – massagem oriental para bebês

Originária da Índia, onde é tradicionalmente passada de mãe para filha, a *shantala* tem suas raízes no *yoga e na medicina ayurvédica*. Foi trazida para o ocidente por Frédérick Leboyer, em 1976, em seu livro *Shantala* e eu (Fadynha) introduzí a técnica no Brasil em 1978. Sua finalidade principal é desenvolver a interação mãe-filho, e assim pode e deve ser aplicada por qualquer mãe em seu bebê, pois o seu toque sutil e carinhoso é capaz de romper cadeias de tensões, bloqueios, nódulos, prevenindo neuroses e problemas futuros. Alivia cólicas e insônias, equilibrando o bebê física, emocional e energéticamente – a partir de 1 mês de nascido.

Os estudos mostraram que bebês de partos normais que recebem massagem regularmente ganham mais peso e desenvolvem padrões melhores de sono, e que a massagem simples pode aumentar em até 50% o peso de bebês prematuros. Por ser a pele um órgão imunosensível, manifesta através do toque ou da privação dele consequências imunológicas.

Os trabalhos de Montagu (*A pele e o tocar*, em 1971) e Didier Anzieu (*O eu-pele*, em 1985) evidenciam a influência precoce e prolongada das estimulações táteis sobre o funcionamento e desenvolvimento do indivíduo. A busca do contato corporal entre a mãe e o bebê é um fator essencial ao desenvolvimento afetivo, cognitivo e social deste.

O objetivo é trabalhar especialmente a relação mãe/bebê (que também pode ser pai/bebê), relaxando a criança, eliminando tensões, bloqueios, aliviando cólicas, insônias, enfim equilibrando todo o sistema nervoso, energético e emocional. Traz segurança e autoestima, pois a criança se sente amada. Pode e deve ser usada como prevenção de neuroses e doenças, pois aumenta o sistema imunológico.

É dirigida a todas as crianças com desenvolvimento no padrão normal, para aprimorar a relação com os pais. E também pode ser aplicada adequadamente em bebês que tenham tido traumas de nascimento, com carência afetiva, com problemas neurológicos e até nos casos de outros comprometimentos.

Não deixe de fazer essa maravilhosa massagem em seu bebê. Carinho nunca é demais.

O teste Apgar

Assim que seu filho nasce, o neonatologista avalia as condições físicas dele por meio do chamado "índice Apgar". Nele, são observados cinco itens durante três momentos: no nascimento, um minuto após e cinco minutos após o nascimento. Para cada uma das cinco condições avaliadas é atribuída uma nota de zero a dois. Somando os escores, chega-se a uma nota que varia de zero a dez. Uma nota de oito a dez, presente em cerca de 90% dos recém-nascidos, significa que o bebê nasceu em ótimas condições; uma nota sete, que o bebê teve uma dificuldade leve; de quatro a seis, que ele teve uma dificuldade de grau moderado; de zero a três, uma dificuldade mais grave. Veja no quadro quais são os aspectos avaliados e suas pontuações.

Sinal	0	1	2
Frequência cardíaca	Ausente	Baixa (menor que 100 bpm)	Maior ou igual a 100 bpm
Respiração	Ausente	Lenta e irregular	Regular, chorando
Tônus muscular	Flácido	Alguma flexão	Movimentos ativos
Irritabilidade reflexa (sonda nasal)	Sem resposta	Careta	Tosse, espirro, choro
Cor	Azul ou pálido	Corpo rosado e extremidades azuis	Completamente rosado

Seu bebê

Nome do bebê ____________________

Data de nascimento: _____ / _____ / _____

Hora __________ Signo __________

Peso ao nascer __________ Ao sair da maternidade (ou após 24 horas) __________

Comprimento __________ Apgar __________

Primeira mamada __________

Algum comentário __________

____

____

____

____

____

____

Cole aqui
a primeira foto de
seu bebê

POSFÁCIO

As medidas de seu pré-natal

Quando você iniciar o pré-natal, seu cuidador, mês a mês, irá tirar certas medidas importantes para a verificação da saúde de sua gestação. Não esqueça de anotá-las em suas consultas para completar seu diário. Mas saiba que, na primeira consulta, provavelmente o profissional só irá medir seu peso e sua pressão, porque o bebê ainda é pequeno demais para permitir outras medidas. E não estranhe o fato de que há mais de nove linhas a serem preenchidas. É porque, no final da gestação, você poderá ter mais de uma consulta por mês.

Evolução da gravidez

Data dd/mm/aa	Semana	Peso	PA	FU	BCF	Posição do bebê*	Observações
/ /							
/ /							
/ /							
/ /							
/ /							
/ /							
/ /							
/ /							
/ /							
/ /							
/ /							
/ /							
/ /							
/ /							
/ /							

PA = Pressão Arterial FU = Fundo do Útero BCF = Batimentos Cardiofetais

* Esta medida só será avaliada, em geral, a partir da 30ª semana. Saber a posição do bebê será importante para avaliar quando ele já se encontra na posição definitiva para o parto.

Tabela de contrações

Peça para seu companheiro ou à pessoa que a está acompanhando para marcar na tabela a seguir o horário em que as contrações acontecem, para que possam ser observados os seus intervalos. Isso ajudará na percepção da evolução de seu trabalho de parto.

Contrações no trabalho de parto

	Horário	Horário	Horário	Horário	Horário	Horário	Horário	Horário
Início								
Final								
Duração								
Intervalo								

	Horário	Horário	Horário	Horário	Horário	Horário	Horário	Horário
Início								
Final								
Duração								
Intervalo								

	Horário	Horário	Horário	Horário	Horário	Horário	Horário	Horário
Início								
Final								
Duração								
Intervalo								

	Horário	Horário	Horário	Horário	Horário	Horário	Horário	Horário
Início								
Final								
Duração								
Intervalo								

	Horário	Horário	Horário	Horário	Horário	Horário	Horário	Horário
Início								
Final								
Duração								
Intervalo								

	Horário	Horário	Horário	Horário	Horário	Horário	Horário	Horário
Início								
Final								
Duração								
Intervalo								

	Horário	Horário	Horário	Horário	Horário	Horário	Horário	Horário
Início								
Final								
Duração								
Intervalo								

Enxoval básico do bebê

Guarda-roupa

(de acordo com o tamanho do bebê)

Compre sempre poucas roupas de cada tamanho para variar e evitar perder todas de uma só vez.

- 6 *bodies* (*underwear* ou banho de sol) de algodão ou malha (vários tamanhos)
- 6 calças culote (com pezinho) – 3 tamanhos, algodão ou malha
- 2 casaquinhos de lã (tons diferentes)
- 6 cueiros
- 15 fraldas de pano duplas (se não for usar fraldas descartáveis, dobre a quantidade)
- 10 fraldas de boca – estampadas ou com detalhes (para a identificação)
- 6 babadores – 2 atoalhados e 4 forrados com plástico
- 6 macacões compridos com pezinho (dois tamanhos) – de variadas texturas: de moleton ou malha
- 3 macacões curtos
- 1 manta de fustão
- 1 manta de linha e lã
- Fraldas descartáveis (P)
- Fraldas descartáveis (M)
- 6 pares de meia (dois tamanhos)
- 1 par de luvas (só para lugares muito frios)
- 4 pares de sapatinho de linha ou lã
- 6 blusas de manga comprida (dois tamanhos)
- 6 blusas de manga curta (dois tamanhos)
- 6 camisetas (dois tamanhos)
- 3 shorts
- 2 touquinhas (lã, linha ou malha)
- 1 colete de lã ou linha

Banho e bercinho

- 1 banheira bem espaçosa (a mais versátil é a dura) e/ou balde transparente para o ofurô do bebê.
- 1 termômetro para banho (tipo brinquedo)
- 1 jogo de toalete: saboneteira; sabonete de glicerina sem perfume (fitoterápico); tesourinha sem ponta; pente e escova macia.
- 3 toalhas felpudas com capuz
- 3 toalhas fralda
- 1 colcha de algodão
- 1 cobertor (antialérgico)
- 1 cortinado ou mosquiteiro (muito importante)
- 4 jogos de lençóis de 3 peças (de preferência, de algodão e com elástico)
- 3 lençóis e fronhas avulsas
- 1 protetor para colchão (matelassé impermeável e lavável) – opcional
- 2 trocadores (impermeáveis) – 1 para casa e 1 para saídas

Atenção:

Antes de vestir qualquer roupa em seu bebê, lave-a com sabão de coco (ou sabão em pó de coco sem perfume) e passe. Mesmo que seja nova e esteja aparentemente limpinha, você não sabe onde a roupa esteve antes e que tipo de fungos podem estar ali presentes. Os mesmos cuidados devem ser tomados com os acessórios de cama e banho do bebê.

Acessórios e utensílios

- 1 abajur (de preferência, usar lâmpada azul para manter um clima de tranquilidade)
- 1 balde de metal e 1 de plástico (só para a roupa do bebê)
- 1 cadeira para refeição
- 1 chaleira (normal da casa)
- 1 coador para suco – após os seis meses (normal da casa)
- 2 colherinhas
- 1 rolo de fita crepe (muitas utilidades)
- 1 garrafa térmica (para água da higiene do bebê)
- 1 lixeira com pedal (decorar com papel de parede ou *contact*)
- Porta-trecos
- Porta-fraldas
- 1 panelinha antitóxica para sopa (após o sexto mês) – pedra-sabão, barro, vidro ou inox
- 1 pratinho (após o sexto mês) – inquebrável, próprio para bebês, com ventosa
- 1 sugador de peito para retirar leite (manual ou elétrico) – opcional
- Sabão de coco (ralar ou diluir) ou sabão de coco em pó para lavar roupas – sem perfume
- Relógio (opcional)
- Cesto para roupas sujas
- 2 toalhinhas de mão (para a saídas com crianças maiores)
- 1 caixa de lenços umedecidos sem perfume e aditivos químicos para higiene/mês – tente encontrar um bem natural (use-os mais para sair). Em casa, dê preferência à água com algodão
- Potes (para algodão e cotonetes)
- Vidro para álcool
- Cabides

Passeio

- 1 *babybag* (canguru) ou 1 canga (redinha, "tonga" ou *sling*) – muito útil
- 1 bolsa para passeio (de boa qualidade, para não arrebentar)
- 1 carrinho
- 1 carrinho tipo guarda-chuva (ótimo e com maior durabilidade) – vai até três anos
- 2 capas para carrinho (própria para o modelo)
- 1 cadeirinha para carro com cinto de segurança (que observe as normas internacionais)
- 1 moisés (usa por muito pouco tempo) e 1 bebê-conforto (não usar antes do segundo mês)
- 2 capas para bebê-conforto

Farmacinha

- 1 bolsa de água/gel pequena (frio/calor)
- 1 sugador para secreção de nariz – importante
- Amido de milho ou araruta (para prevenir assaduras) – para uso constante e diário
- 1 nebulizador (opcional)
- Algodão (não sintético) – rolo grande (usa-se bastante)
- Creme para assadura (hamamélis, calêndula, copaíba, própolis ou confrei)
- Cotonetes (de boa qualidade)
- Gaze (para usos diversos)
- Óleo para o corpo (coco ou amêndoas) – para *shantala* (massagem do bebê)
- Óleo para massagem terapêutica no peito do bebê (cânfora) – usado também como descongestionante para crianças maiores
- Soro fisiológico (opcional)
- Termômetro comum
- Tintura-mãe de calêndula ou tintura de própolis (cicatrizante) – para o umbigo
- Álcool 70% (de acordo com a solicitação do pediatra)

PLANO DE PARTO

O seu plano de parto é o resultado de uma profunda discussão, reflexão e acordos com o seu obstetra/cuidador e só deve ser mudado em caso de real necessidade.

Você deseja?

No trabalho de parto

• A presença de um acompanhante de sua escolha durante todo o trabalho de parto até o nascimento? ☐ sim ☐ não	• Bebidas e alimentos energéticos leves à vontade? ☐ sim ☐ não
• A presença de pessoas da família durante o trabalho de parto e o parto? ☐ sim ☐ não	• Água e bebidas leves? ☐ sim ☐ não
• Parto domiciliar, hospitalar ou não hospitalar? R:______________________	• Trazer objetos pessoais (camisola, música, filmadora, máquina fotográfica e outros)? ☐ sim ☐ não
• Lavagem Intestinal (enema)? ☐ sim ☐ não	• Tricotomia (raspagem dos pelos pubianos)? ☐ sim ☐ não
• Liberdade para caminhar e se exercitar? Ir andando para a sala de parto? ☐ sim ☐ não	• Rompimento espontâneo e não artificial das membranas? ☐ sim ☐ não
• Usar o mesmo ambiente para o trabalho de parto, parto e recuperação? ☐ sim ☐ não	• Infusão intravenosa (soro) apenas se houver indicação médica? ☐ sim ☐ não
• Uso da água (banheira ou chuveiro) no trabalho de parto? ☐ sim ☐ não	• Monitoramento fetal eletrônico contínuo apenas se houver indicação médica? ☐ sim ☐ não

• Medicação para alívio da dor apenas quando solicitado e com informações completas sobre possíveis efeitos sobre o bebê e o trabalho de parto? ☐ sim ☐ não	• Ocitocina para indução ou aceleração do trabalho de parto só se necessário? ☐ sim ☐ não
• Presença de acompanhante de parto profissional para suporte contínuo (fisioterapeuta, massoterapeuta ou doula)? ☐ sim ☐ não	• Manter a privacidade, o clima calmo e a penumbra no ambiente, além da presença de poucas pessoas, inclusive as da equipe, só as que estiverem atuando? ☐ sim ☐ não
• Liberdade para usar recursos não farmacológicos de alívio de dor, bem como terapias naturais, homeopatia, florais, cromoterapia, acupuntura, moxabustão etc.? ☐ sim ☐ não	

No parto

• Escolher a posição mais confortável e eficiente para a expulsão? ☐ sim ☐ não	• Clampeamento do cordão apenas depois que parar de pulsar e que o pai o corte se quiser? ☐ sim ☐ não
• Usar estribo ou perneira? ☐ sim ☐ não	• Ausculta intermitente dos batimentos cardíacos do bebê? ☐ sim ☐ não
• Usar pressão no abdome (*kristeller*)? ☐ sim ☐ não	• Que o bebê seja colocado imediatamente em contato pele a pele? Evitar aspiração com sonda naso-gástrica. ☐ sim ☐ não
• Episiotomia (corte no períneo) apenas se for estritamente necessário? ☐ sim ☐ não	• Que seu bebê seja amamentado na 1ª hora de vida? ☐ sim ☐ não
• Anestesia "local" apenas se for estritamente necessária? ☐ sim ☐ não	• Que seu bebê seja aquecido no contato pele a pele com a mãe e com panos aquecidos por cima? ☐ sim ☐ não
• Nascimento suave, sem puxos prolongados? ☐ sim ☐ não	• Uso no bebê da vitamina K intradérmica? ☐ sim ☐ não

• Antibiótico oftálmico ou nitrato de prata? ☐ sim ☐ não	• Fotografar ou filmar durante o parto? ☐ sim ☐ não
• Deixar a expulsão da placenta ser espontânea? ☐ sim ☐ não	

No pós-parto – mãe e bebê

• Alojamento conjunto imediato (não deverá haver separação mãe/bebê salvo por necessidade do bebê)? Evitar rotinas invasivas com o bebê. ☐ sim ☐ não	
• Amamentar com livre demanda? ☐ sim ☐ não	• Visitação à vontade dos familiares? ☐ sim ☐ não
• Presença do pai no quarto o tempo todo? ☐ sim ☐ não	• Quer oferecer ao bebê água, leite em pó ou chupeta? ☐ sim ☐ não

Em caso de necessidade de uma cesárea

• Que a casárea de resgate seja respeitosa e com ampla explicação da necessidade da mesma? ☐ sim ☐ não	
• Manter o acompanhante de sua escolha durante a cesárea, além do companheiro? ☐ sim ☐ não	• Uso de sedativos pré-operatórios? ☐ sim ☐ não
• Internação antes ou no dia da cesárea? ☐ sim ☐ não	• Usar anestesia peridural/raquidiana (evitar a anestesia geral)? ☐ sim ☐ não
• Esperar o início do trabalho de parto antes de efetuar a cesárea? ☐ sim ☐ não	• Rebaixamento dos panos na hora do nascimento para visualizar a saída do bebê? ☐ sim ☐ não
• Ser informada de cada procedimento associado à cesárea (anestesia, tricotomia, sonda urinária, medicamentos e restrições)? ☐ sim ☐ não	• Não permanência do bebê no berçário se as condições forem satisfatórias? ☐ sim ☐ não
• Raspagem parcial dos pelos pubianos? ☐ sim ☐ não	• Amamentação imediata na mesa de cirurgia ou na sala de recuperação? ☐ sim ☐ não

MATERNIDADE SEGURA

ATENÇÃO AO NASCIMENTO NORMAL

GUIA PRÁTICO – GRUPO DE TRABALHO DA ORGANIZAÇÃO MUNDIAL DA SAÚDE (OMS)

UNIDADE DE SAÚDE MATERNO-INFANTIL, SEGURANÇA MATERNAL, SAÚDE FAMILIAR E REPRODUTIVA

1997 – Genebra

NASCIMENTO NORMAL
CLASSIFICAÇÃO DE CONDUTAS

Categoria "A"

Condutas claramente úteis e devem ser encorajadas

- Personalizar a necessidade da parturiente em relação a quem e onde o parto deverá acontecer, se será feito com o profissional que a atendeu durante o pré-natal.
- Avaliar o risco gestacional.
- Monitorar o bem-estar físico e emocional da parturiente.
- Oferecer líquidos durante o Trabalho de Parto (TP).
- Respeitar a escolha informada pela parturiente quanto ao local do nascimento.
- Respeitar o direito de isolamento no local de nascimento.
- Respeitar a escolha de companhia durante o TP.
- Oferecer à parturiente informações que ela desejar.
- Não utilizar métodos invasivos nem farmacológicos para alívio da dor durante o TP e parto, e sim métodos como MASSAGEM e TÉCNICAS DE RELAXAMENTO.
- Fazer monitoração fetal com ausculta intermitente.
- Dar LIBERDADE DE ESCOLHA DA POSIÇÃO E MOVIMENTAÇÃO durante o TP.
- Encorajar a POSIÇÃO VERTICAL no parto.
- Monitorar cuidadosamente o progresso do TP, por exemplo, pelo partograma da OMS.
- Utilizar ocitocina profilática no terceiro período do parto em mulheres com risco de perda sanguínea.
- Realizar precocemente o contato pele a pele entre mãe e filho, favorecendo a amamentação na primeira hora após o parto.
- Examinar rotineiramente a placenta e membranas.

Categoria "B"

Condutas claramente prejudiciais e devem ser abandonadas

- Uso rotineiro de ENEMA.
- Uso rotineiro de TRICOTOMIA.
- Infusão endovenosa de líquidos durante o TP e cânula intravenosa profilática.
- Uso rotineiro de POSIÇÃO SUPINA durante o TP.
- Uso rotineiro da POSIÇÃO DE LITOTOMIA com ou sem estribos durante o parto.
- Puxos dirigidos (manobra de Valsalva) durante o expulsivo.
- Massagem ou estiramento do períneo durante o parto.
- Uso de ergometrina VO na dequitação para prevenir hemorragias.
- Uso de rotina de ergometrina parenteral na dequitação
- Revisão rotineira (exploração manual) do útero depois do parto.

Categoria "C"

Condutas sem evidências suficientes para apoiar uma recomendação e que deveriam ser usadas com precaução, enquanto pesquisas adicionais esclarecem o assunto.

- Métodos não farmacológicos de alívio da dor durante o TP, tais como ERVAS (FITOTERAPIA), IMERÇÃO EM ÁGUA e CHUVEIRO, ESTIMULAÇÃO NERVOSA (TENS).
- Uso de rotina de amniotomia precoce artificial.
- Pressão do fundo uterino durante o nascimento.
- Manipulação ativa do feto no momento do nascimento.
- Utilização de ocitocina rotineira, tração de cordão ou a combinação de ambos durante a dequitação.
- Clampeamento precoce do cordão umbilical.
- Excitação do mamilo para aumentar as contrações uterinas na dequitação.

Categoria "D"

Condutas utilizadas de forma inadequada

- Uso liberal e de rotina de EPISIOTOMIA.
- Restrição de comidas e líquidos durante o TP e parto.
- Controle da dor por agentes sistêmicos.
- Controle da dor por analgesia peridural.
- Monitoração fetal eletrônica.
- Utilização de MÁSCARAS E VESTIDOS ESPECIAIS durante o atendimento ao parto.
- Exames vaginais frequentes e repetidos, especialmente por mais de um agente.
- Uso de ocitócitos.
- Movimentar rotineiramente a parturiente para um quarto diferente para ser atendido o parto.
- Sonda vesical.
- Encorajamento à parturiente para fazer forças (puxo) quando a dilatação do colo esteja completa, ou quase completa, antes que a mulher sinta o desejo de fazer força.
- Seguimento rígido de controle de duração estipulada do parto (expulsivo) como uma hora. Se as condições materno-fetais forem boas e houver progresso do TP.
- Parto operatório.
- Exploração manual do útero no pós-parto.

INFORME-SE MAIS SOBRE GRAVIDEZ E PARTO

Sites

Abenfo-Nacional (Associação Brasileira de Obstetrizes e Enfermeiros Obstetras - Nacional): www.abenfo.org.br

Aleitamento: www.aleitamento.com

Amigas do Parto: www.amigasdoparto.com.br

Amigas do Parto: www.amigasdoparto.org.br

Associação Nacional de Doulas (Ando): www.doulas.org.br

Bebê 2000 (comunidade virtual que traz informações sobre planejamento, gestação, parto, pós-parto, primeira, segunda e terceira infância do bebê): www.bebe2000.com.br

Cais do Parto: www.caisdoparto.blogspot.com

Casa do Despertar: www.casadodespertar.org

Ciência do Início da Vida (sobre psiquismo fetal): www.cienciadoiniciodavida.org

Doulas do Brasil: www.doulas.com.br

Grupo Origem (Apoio ao Aleitamento Materno): www.aleitamento.org.br

Ibfan Brasil: www.ibfan.org.br

Instituto de Yoga e Terapias Aurora (Curso de gestantes no Rio de Janeiro): www.institutoaurora.com.br

Maternatura: www.maternatura.med.br

Michel Odent (tudo sobre o parto ecológico): www.wombecology.com

Parto do Princípio: www.partodoprincipio.com.br

Parto Humanizado: www.partohumanizado.com.br

Parto Natural: www.partonatural.com.br

Rede Pela Humanização do Parto e Nascimento (ReHuNa): www.rehuna.org.br

Shantala: www.shantala.com.br

Listas de discussões:

Doula-Ando: www.yahoogrupos.com.br/group/doula-ando

Parto Natural: www.yahoogrupos.com.br/group/partonatural

Parto Nosso: www.yahoogrupos.com.br/group/partonosso

ReHuNa: www.yahoogrupos.com.br/group/rehunabrasil

A autora

Maria de Lourdes da Silva Teixeira – mais conhecida como Fadynha – é criadora de um método próprio de *yoga* para gestantes, o qual ensina desde 1978 no Instituto de *Yoga* e Terapias Aurora, no Rio de Janeiro. Até hoje, Fadynha já transmitiu seu método para mais de 12 mil grávidas! Em suas aulas, ela não ensina apenas técnicas de *yoga*, mas também orienta suas alunas a respeito de muitos assuntos ligados à maternidade: os cuidados que devem ter com sua saúde – física e emocional – ao longo dos nove meses, como devem agir para ter um parto tranquilo e feliz e dicas sobre amamentação e cuidados com o bebê. Tudo isso dentro de uma visão natural e ecológica, sempre seguindo as orientações da Organização Mundial da Saúde. Neste *Diário da Gestante*, Fadynha divide com as mamães boa parte do conteúdo de suas aulas.

A autora, que é uma das pioneiras no movimento pela humanização do parto e nascimento, também é uma das primeiras doulas profissionais a atuar no Brasil. Doula é a mulher capacitada para oferecer suporte físico e emocional à gestante durante o trabalho de parto, parto e pós-parto, profissão a qual Fadynha também se tornou instrutora. Além disso, é introdutora da *shantala* (massagem indiana em bebês) no Brasil, organizadora do Encontro de Gestação e Parto Natural Conscientes (que realiza, anualmente, desde 1979), membro fundadora da Rede pela Humanização do Parto e do Nascimento (Rehuna) e autora dos livros *Meditações para Gestantes – O guia para uma gravidez saudável, plena e feliz, Yoga para gestantes – Método personalizado* e *A doula no parto*.

Conheça mais sobre o trabalho da Fadynha:
fadynha@institutoaurora.com.br
www.institutoaurora.com.br

Agradecimentos

À psicóloga reichiana e terapeuta familiar Maria Terezinha da Silva Teixeira e ao casal "grávido" Rebecca Ramos (jornalista) e Fernando Sérgio Teixeira (arquiteto).